KB123695

포스텍
융합문명
연구원

문명과 사회
총서
001

# 의공학적 관점에서의 코로나19 분석

포스텍융합문명연구원 문명과 사회 총서 001

# 의공학적 관점에서의 코로나19 분석

**초판 1쇄 인쇄**  2022년 1월 27일
**초판 1쇄 발행**  2022년 2월  3일

—

**지은이**  정희진 · 김종표
**펴낸이**  이방원
**편  집**  정우경 · 김명희 · 안효희 · 정조연 · 송원빈 · 곽병완
**디자인**  박혜옥 · 손경화 · 양혜진    **마케팅**  최성수 · 김 준

—

**펴낸곳**  세창출판사
　　　　신고번호 제1990–000013호   주소 03736 서울시 서대문구 경기대로 58 경기빌딩 602호
　　　　전화 723–8660  팩스 720–4579  **이메일** edit@sechangpub.co.kr   **홈페이지** http://www.sechangpub.co.kr
　　　　블로그 blog.naver.com/scpc1992  **페이스북** fb.me/Sechangofficial  **인스타그램** @sechang_official

—

**ISBN**  979–11–6684–071–5   93510

포스텍
융합문명
연구원

문명과 사회
총서
001

# 의공학적 관점에서의 코로나19 분석

정희진·김종표 지음

세창출판사

# 들어가며

2019년 12월부터 시작된 코로나 사태는 전 인류의 삶에 막대한 영향을 끼치고 있으며, 변이 바이러스의 발생까지 더불어 그 피해가 장기적으로 극심해지고 있다. SARS-CoV-2가 발생한 이유와 전파 과정, 그로 인해 발생한 COVID-19을 치료하고 예방하는 방법은 무엇인지 확실히 알고 가야만 향후 또 다른 바이러스가 발생하였을 때 효과적으로 대처할 수 있다.

이 책은 SARS-CoV-2 및 COVID-19에 관한 보도기사, 책, 의과학적 국제저널 등의 자료를 바탕으로 하여 현재 코로나 사태의 원인 및 현상에 대해 기술한 내용으로 구성되어 있다. 유전자공학, 단백질공학, 항체공학을 전공으로 하여 진단 키트 및 바이오의약품 개발 관련 연구를 진행 중인 필자의 경험을 바탕으로 관련 자료를 분류, 분석, 정리하였다. 현재까지 알려진 SARS-CoV-2 및 COVID-19의 원인 및 진단, 치료제에 대해 설명하고, 생물공학, 의료 기술 관점에서 포스트코로나 시대의 대처 방안을 제시하였다.

COVID-19은 종식될 것이다. 하지만 COVID-24, COVID-30가 발생할 수 있다. 이 책이 현재의 코로나 사태 관련 정보를 의과학적인 융복합 관점에서 정확히 파악하는 데 도움이 되어, 향후 발생 가능성이 있는 신종 코로나바이러스 및 팬데믹 전염병에 현명하게 대처할 수 있기를 바란다.

차례

들어가며 ⋯ 5


**1장**

COVID-19 개념 및 발생 경위

1. SARS-CoV-2의 근원 ⋯ 11

2. SARS-CoV-2 감염증 COVID-19 ⋯ 20

3. SARS-CoV-2의 확산 ⋯ 25


**2장**

진단 키트 개발

1. 진단 키트의 원리와 종류 ⋯ 35

2. 국내외 진단 키트 개발 현황 ⋯ 49

3. 현 진단 키트에 요구되는 개선점 ⋯ 53


**3장**

백신 및 치료제 개발

1. 국내외 신약 및 의료 기술 개발 현황 ⋯ 58

2. 접종 방침 및 현황 ⋯ 64

3. 백신 및 치료제의 부작용 ⋯ 67

## 4장

### 인공지능 및 빅데이터

1. AI 기반 진단 기술 ··· 73

2. 치료용 신약 및 의료 기술 개발을 위한 빅데이터 기반 통계분석 ··· 77

3. AI를 활용한 미래형 유통 및 가전 시스템 ··· 81


## 5장

### 포스트코로나 시대 대처 방안

1. 백신 라이브러리 ··· 87

2. 의료시설 확충 및 원격의료 시스템 ··· 88

3. 변이 바이러스 ··· 94


## 6장

### 의과학 논문 총설



**나가며: 코로나 종식 및 안전 사회 구축을 위하여** ··· 157


**참고문헌** ··· 159

# 1장

## COVID-19 개념 및 발생 경위

# 1.                                    SARS-CoV-2의 근원

    2019년 12월, 중국 우한시에서 폐렴과 유사한 증상을 나타내는 호흡기 질환 환자가 대규모로 발생하였고, 환자의 대부분이 우한시의 화난 수산물 시장을 방문한 이력이 있었다. 중국 질병예방통제센터에서는 2020년 1월 7일 새로운 코로나바이러스가 검출되었음을 밝혔으며, 1월 11일에 그 바이러스의 유전 정보를 공개하였다. 이 바이러스는 SARS-CoV-2<sup>severe acute respiratory syndrome coronavirus 2</sup>로 명명되었으며, 세계보건기구는 이 질병이 2019년에 발생된 점을 바탕으로 코로나바이러스 감염증-19<sup>coronavirus disease 2019, COVID-19</sup>로 명명하였다. SARS-CoV-2에 의한 감염은 중국 전 지역으로 확산되었고, 2020년 1월에는 태국, 일본, 한국에서도 환자가 발생하였음이 보고되었다. 세계보건기구는 2020년 3월 11일에 COVID-19이 세계적 대유행<sup>pandemic</sup>임을 선언하였으며, 이 당시의 사망자는

4,000명에 이르렀고 감염이 확산된 국가는 114개국으로 집계되었다. 이는 후술하는 유사한 바이러스 감염병이었던 SARS-CoV가 2002년 11월 16일에 확인된 후 2003년 7월까지 29개국에서 약 8,000명의 확진자와 774명의 사망자를 발생시켰으나 팬데믹 가능성은 없다고 판단되었던 것과 차이가 있다. 한편 2009년 4월에 출현한 후 2009년 6월 11일에 74개국에서 약 3만 명의 확진자가 발생하여 팬데믹이 선포된 신규 H1N1 인플루엔자 바이러스와는 유사하다(Su-Eun Park, 2020).

여기서 팬데믹은 세계적인 대유행을 의미하며 적어도 두 개 이상의 대륙에서 동시에 유행하는 감염병을 일컫는다. 팬데믹의 예로는 1331-1353년 유럽, 아시아 및 북아프리카에서 발병한 흑사병이 있는데, 이 당시의 사망자는 약 7,500만 명에서 2억 명으로 집계되며, 이는 그 당시 전 세계 인구의 30-60%에 해당한다. 그 후 약 100만 명의 사망자가 발생한 1889-1890년의 전 세계 독감, 1억 명의 사망이 추정되는 1918-1920년의 스페인 독감, 2009년 발생하여 약 20만 명이 사망한 전 세계 독감, 1960년에 발생하여 현재까지 약 3,000만 명이 사망한 것으로 집계되고 있으며 현재도 종식되지 않고 있는 에이즈가 대표적인 팬데믹에 해당한다. 반면에 팬데믹과는 달리, 도시, 주, 국가 또는 대륙 내에서 특정 질병으로 확진자 수가 급증하는 경우에는 감염병 유행epidemic이라고 한다. 에피데믹의 예로는,

그 당시 전체 인구의 36%에 해당하는 약 18,000명이 사망한 1707-1709년의 아이슬란드 천연두를 시작으로, 약 200만 명이 사망한 1772년의 페르시아 페스트, 1910-1912년의 중국 가래톳페스트, 약 40,000명이 사망한 2013-2016년의 서아프리카 에볼라, 약 11,000명이 사망한 2015년의 인도 신종 인플루엔자 A가 있다(타일러 J. 모리슨, 2020).

SARS-CoV-2가 출현하기 이전에 코로나바이러스에 의한 질병으로 중증도를 일으키는 확률이 높은 SARS-CoV severe acute respiratory syndrome-associated coronavirus와 MERS-CoV Middle East respiratory syndrome coronavirus가 제기되었다. 이 질병은 동물에서 유래한 코로나바이러스가 사람을 감염시킨 후 사람에서 사람으로 전파되어 급성 호흡 곤란 증후군과 높은 치사율을 나타내었다. 현재까지 밝혀진 코로나바이러스는 총 7종이며, 그중 SARS-CoV-2, MERS-CoV, SARS-CoV는 중증 질환을 유발한다. SARS-CoV는 2002년 11월 중국에서 발생한 이래로 2003년 7월까지 29개국에서 약 8,000명의 확진자가 발생하였고, 그중 사망자는 774명이었다. 한국에서는 추정 사례 3건, 의심 사례 17건이 확인되었으며 사망자는 없었다. 치사율이 약 10%인 심각한 호흡기 질환을 유발했지만 전염성은 높지 않은 것으로 밝혀졌다. 그럼에도 불구하고 SARS에 대한 공포는 전 세계적으로 400억 달러의 경제적 손실을 끼쳤다고 여겨진다

(슈샤리트 박티·카리나 레이스, 2020).

SARS 종식 후 2012년 6월 사우디아라비아에서 급성 호흡 곤란 증후군과 다발성 장기부전이 발생한 환자에게서 신종 코로나바이러스가 발견되었다. 주된 발생 지점이 아라비아반도 국가였던 점을 바탕으로 MERS-CoV로 명명되었고, 폐렴과 급성 호흡 곤란 증후군의 증상을 나타내는 이 바이러스에 의한 질환명은 중동 호흡기 증후군Middle East respiratory syndrome, MERS 으로 명명되었다. 2012년 4월부터 2019년 12월까지 27개국에서 약 2,500명이 MERS-CoV로 확진되었으며 약 900명이 사망하였다. 한국에서는 약 200명의 확진자가 발생하였고 이 중 사망자는 약 40명이었다. MERS에 의한 전 세계적 사망률은 약 35%로 SARS보다 높았고, 전염 기간도 SARS보다 MERS가 보다 길었다는 특징이 있다(신유원 외, 2020).

한 계절 동안 평균적인 독감 치사율은 0.01-0.02%이다. 2018-2019년 시즌에는 4,290만 명의 미국인이 독감에 걸렸으며, 0.01% 정도의 치사율이라도 사망자는 61,200명이 된다. 1918년의 스페인 독감은 전 세계적으로 약 5억 명의 감염자가 발생했고 적어도 5천만 명이 스페인 독감의 대유행 기간 동안 사망했다고 알려져 있다. 이에 비해 SARS 및 MERS의 경우 바이러스의 전염성 및 치사율은 상대적으로 낮았다고 할 수 있다(타일러 J. 모리슨, 2020).

2020년 2월에 SARS-CoV-2가 박쥐에서 유래하며, 천산갑이 박쥐를 통해 SARS-CoV-2에 감염된 후 인간을 감염시키는 중간 숙주일 가능성이 높다고 발표되었다. 천산갑은 멸종 위기종임에도 불구하고 중국에서 고급 식재료로 여겨진다. 비늘의 의학적 효능에 대한 낭설까지 있어 불법으로 거래되고 있으며, 비늘은 중국에서 부적이나 한약재, 필로폰을 제조하는 원료로 쓰인다(타일러 J. 모리슨, 2020).

호주 플린더스대학과 라트로브대학의 연구진은 박쥐, 천산갑, 고양이, 개, 소, 양, 돼지, 말 등 12가지 동물종의 게놈 데이터를 사용해 각 종에 대한 주요 ACE2(SARS-CoV-2의 표면에 존재하는 스파이크단백질) 단백질 수용체에 대한 컴퓨터 모델링을 수행하였다(Sakshi Piplani et al., 2021). 이를 바탕으로 SARS-CoV-2에 대한 인간과 12종 동물의 감염력을 예측한 결과, 박쥐와 천산갑을 포함한 어떠한 동물종보다 인간세포가 ACE2에 강하게 결합함을 알 수 있었다. 기원 동물로 제기되었던 박쥐가 ACE2와 결합하는 능력이 인간세포가 ACE2와 결합하는 능력보다 낮다는 것은 SARS-CoV-2가 박쥐에서 인간으로 직접 전달되지 않았음을 시사하였고, 이 바이러스가 아직 발견되지 않은 중간 숙주의 동물종을 통해서 인간에게 전달되었음이 제시되었다. 이 연구를 통해 SARS-CoV-2가 인간을 감염시키도록 매우 잘 적응되어 있음을 알 수 있었다. 또한, SARS-CoV-2가 박쥐로부터 아직까지는 확실히 규명되지 않은 중간 숙주 동물을 통해 인간에게 전염되었을 수 있으나, 바이러스 실험실에서 우연히 유출되었을 수도 있어 SARS-CoV-2가 어디에서 기원하였고 어떻게 적응하여 인간 병원체가 되었는지를 정확히 판단하기 위해서는 보다 확실한 증거를 기반으로 한 과학적 조사가 필요하다.

SARS-CoV-2가 최초로 발생한 시점은 명확하지 않다. 공식적으로 확인된 첫 사례는 2019년 12월 초로 알려져 있지만, 첫 발생일은 이보다 훨씬 더 앞설 수 있다. 『플로스 패소전스 PLOS Pathogens』 저널에 게재된 영국 켄트대학 연구진의 보존과학적 방법에 의한 연구 결과에 의하면, 중국에서 COVID-19의 첫 사례가 발생한 것은 2019년 10월 초에서 11월 중순 사이며, 가장 유력하게 여겨지고 있는 기원일은 11월 17일이다. 그리고 중국 외 지역에서의 발생 사례로는, 2020년 1월 3일 일본에서 첫 사례가 발생했으며, 2020년 1월 12일에 스페인에서 유럽의 첫 사례, 2020년 1월 16일에 미국에서 북미의 첫 사례가 발생한 것으로 분석되었다(이성규, 2021).

2020년 5월 중순, 세계보건총회에서는 원인동물 숙주를 확인하는 데 노력할 것을 촉구하는 결의안을 채택하였다. 우한 바이러스연구소가 원인이라는 주장도 제기되고 있는데, 박쥐 코로나바이러스 연구가 수행되는 우한 바이러스연구소가 처음 전염병이 발병한 도시에 위치한다는 것이 단순한 우연의 일치일 수도 있다. 하지만 팬데믹의 원인을 밝히기 위해 그곳의 연구원들이 수행하고 있는 일들과, 이번 감염병 발생에 연구소가 관련되었을 가능성에 대한 추측들은 그 연구소에 대한 관심을 증가시켰다. 이에 대해서는 현시점에서도 여러 관점에서의 의견이 제기되고 있으며, 확실한 조사를 통한 명확한 근거를 바탕으로 하여 결론지어짐이 필요하다.

지난 3월 『네이처 메디신Nature Medicine』에 발표된 SARS-CoV-2의 유전체에 관한 연구결과에 의하면, SARS-CoV-2가 자연적인 과정에서 어떻게 발생했을 수 있는지 알 수 있다. 바이러스를 유전적으로 변화시키기 위해서는 기존 코로나바이러스의 RNA를 백본backbone으로 사용하는 실험이 진행되어야 한다. 하지만 이 연구의 저자들은 학술 문헌에 기록되어 있는 그 어떤 바이러스도 신종 코로나바이러스를 제작하기 위한 백본이 될 수 없다고 보고했다. 코로나바이러스는 세포 내부로 삽입되기 위해 세포 표면의 수용체 결합부위receptor binding domain, RDB에 결합한다. RBD에 대한 컴퓨터 분석 결과, SARS-CoV-2의 RBD는 다른 6종류의 코로나바이러스와 다르며, SARS-CoV-2는 인간세포와의 결합력이 낮음을 알 수 있었다. 연구자들은 바이러스를 제작하려는 사람은 이러한 방식으로는 RBD를 설계하지 않을 것이기 때문에 자연적인 선택의 결과로 이러한 특성이 나타났을 가능성이 더 높다고 제안하였다. 또한 몬태나주립대학교의 잭 넌버그 박사는 "유전체가 조작되었다는 특징적인 신호는 존재하지 않는 것 같다"라고 언급하였다(유진, 2020).

미국 질병통제예방센터에 의하면, 코로나바이러스는 1960년대에 처음으로 발견되었다. 그 이후 사람을 감염시킬 수 있는 코로나바이러스 7개가 확인되었다. 그중 229E(알파 코로나바이러스), NL63(알파 코로나바이러스), OC43(베타 코로나바이러스), HKU1(베타 코로나바이러스)은 발생 빈도가 높지만 증상이 심각하지 않으며, 일반적인 감기의 원인이 되는 바이러스이다. 이에 반해 MERS-CoV(베타 코로나바이러스, 858명 사망), SARS-CoV(베타 코로나바이러스, 774명 사망), SARS-CoV-2(미해명)는 인간에게 심각한 해를 입히는 바이러스이다. SARS-CoV-2는 명칭이 2020년 1월 30일 2019-nCoV에서 2019-nCoV ARD로, 2월 11일 질병은 COVID-19, 바이러스는 SARS-CoV-2로 변경되었다(타일러 J. 모리슨, 2020).

2020년까지 알려진 총 7종류의 코로나바이러스는 그 조상이 모두 동물(수의)바이러스로서 원래의 숙주 범위를 벗어나서 사람에게 감염되어 병을 야기하는 인수공통 바이러스이다. 코로나바이러스를 전자현미경으로 관찰했을 때 관찰되는 돌기인 스파이크가 왕관 및 솔라solar 코로나 모양과 비슷하기 때문에 코로나바이러스로 명명되었다. 스파이크단백질과 함께 바이러스 외피를 구성하는 단백질로 외피단백질과 막단백질이 있다. 코로나바이러스는 뉴클레오캡시드 단백질이 바이러스 RNA 유전체를 나선형으로 감싸는 나선형 뉴클레오캡시드 구조를 갖는다. 양성단일가닥 RNA바이러스인 코로나바이러스가 정이십면체 구조가 아닌 나선형 뉴클레오캡시드를 갖는다는 것 자체만으로도 코로나바이러스는 일반적인 바이러스와 구조적 차이점을 나타낸다. 또한 코로나바이러스는 알려진 RNA바이러스 중에서 유전체 길이가 가장 길다는 특징이 있다(약학정보원 학술정보센터, 2020).

RNA 복제에 중요한 16개의 비구조 단백질을 암호화하고 있는 코로나바이러스 유전자1은 유전체 전체 길이의 약 66%에 해당한다. 결손간섭바이러스를 이용한 실험으로 유전자1과 N 단백질이 있으면 바이러스 RNA 복제가 가능하며, 바이러스 RNA와 RNA를 감싸는 N 단백질과 바이러스 외피의 M과 E 단백질이 있으면 바이러스 유사입자가 세포 밖으로 방출된다(김빛내리, 2020).

코로나바이러스의 양성단일가닥 RNA를 복제하려면 RNA 중합효소가 양성단일가닥 RNA 주형template으로부터 음성가닥의 Genomic RNA 및 여러 종류의 Subgenomic RNA를 합성해야 한다. 이때 RNA 중합효소 점핑 및 형판전환을 하는 비연속적인 전사가 일어난다. 음성가닥 Genomic RNA 및 Subgenomic RNA 주형으로부터 양성가닥 Genomic RNA 및 Subgenomic RNA를 합성하며 이러한 과정을 통해 3말단을 공유하는 구조의 mRNA를 갖게 된다(이상엽 외, 2020).

## 2. SARS-CoV-2 감염증 COVID-19

일반적인 코로나바이러스는 호흡기 감염의 10-20%를 일으키는데, 감염자가 특별한 증상을 유발하지 않을 수 있으며, 증상이 있는 경우에는 가래 없는 잔기침, 열, 관절 통증과 같은 가벼운 증상을 나타낼 수 있다(슈샤리트 박티 · 카리나 레이스, 2020). 하지만 SARS-CoV-2에 감염된 사람들은 열, 기침, 호흡 곤란, 피로, 오한, 떨림, 몸살, 두통, 목 쓰림, 어지럼증, 콧물, 냄새나 맛의 상실, 메스꺼움, 설사와 같은 증상을 호소하며, 폐렴, 호흡 부전, 심장 문제, 간 문제, 패혈성 쇼크 및 사망으로 이어질 수 있다. 호흡 곤란이나 지속적인 가슴 통증 또는 압박감, 푸르스름한 입술이나 얼굴 뇌졸중 또한 COVID-19 환자의 중상으로 나타났다. 사이토카인 방출 중후군(사이토카인 폭풍)에 의해 COVID-19 합병증이 발생할 수 있는데, 조직과 장기가 손상될 수 있으며 심한 경우에는 폐 이식이 필요하다(Neha Pathak, 2021).

국내 감염 사례에 대한 질병관리청의 역학조사 결과 SARS-CoV-2의 평균 잠복기는 약 4.1일이며, 중국에서 수행된 연구에서는 약 5.2일로 보고되었다. 이는 대부분의 환자들이 감염원에 노출된 후 약 5일 이내에 증상이 발현될 수 있음을 일컫는다. 자가격리 해제 기간이 14일인 이유는 최대 잠복기가 14일로 추정되기 때문이다. COVID-19 증상이 발생한 후부터 바이러스 배출이 음전되기까지는 약 20일 정도로 추정된다(Chen N. et al., 2020). 연구에서 임상 증상이 발생한 후 최소 8일, 최대 37일까지 바이러스가 검출되었고, 사분범위interquartile range, IQR는 17-24일이었다. 국내에서 실시한 연구 결과도 이와 비슷한데 28명의 역학 특성을 분석한 결과, 평균 재원 기간은 12.7일이었으며, 증상유발 후 확진까지 소요된 시간을 고려하면 균 배출 기간은 3주 내외임을 알 수 있었다. 이러한 균 배출 기간을 고려한다면, 격리 기간을 현행 2주에서 3주로 연장하는 것이 바이러스 확산을 축소화하기 위한 방법이 될 수 있으나, 격리비용에 대한 고려와 함께 보다 대규모의 환자를 대상으로한 연구가 필요하다.

COVID-19의 주된 증상은 발열이며, 호흡기 증상으로 객담을 동반하지 않은 기침을 수반한다. 「Clinical Characteristics of Coronavirus Disease 2019 in China」(Guan Wei-Jie et al., 2020) 논문에서 중국 지역 병원에 입원한 COVID-19 환자 1,099명을 대상으로 분석한 결과에 의하면, 발열(88.7%), 기침(67.8%), 피로감(38.1%), 가래(33.7%), 호흡 곤란(18.7%), 인후통(13.9%), 근육통(14.9%), 두통(13.6%), 오한(11.5%) 등의 증상이 나타났다. 국내에서는 초기 COVID-19 확진 환자 28명을 분석한 결과, 열감(32.1%), 인후통(32.1%), 기침 또는 가래(17.9%), 오한(17.9%), 근육통(14.3%), 무증상 3명(10.7%)이었다. 중국의 보고와 국내의 보고는 환자 수 규모에서 차이가 있다. 중국은 주로 증상이 심한 입원 환자(중증 환자)의 비율이 높으며, 국내는 초기 확진자 전수조사의 결과로 상대적으로 증상이 경미하더라도 격리를 위해 입원한 환자들이 많았으므로 정확한 비교가 될 수는 없으나 전체적인 경향은 본 연구 결과에서 유추할 수 있다. 국내 환자 중 특히 경증의 경우 인후이물감, 인후통을 포함한 인후 증상이 발생하며, 후각 및 미각 소실이 발생할 수 있음이 알려져 있다. 그 외에 비루, 비충혈 등의 비 증상도 동반되는 경우가 있으며, 중증의 경우에는 호흡 곤란이 동반될 수 있다. COVID-19 환자 중 상당수에서 설사, 오심, 복통 등의 위장관 증상이 나타나는데, 이는 기존의 코로나바이러스에 의한 호흡기 감염증 때와 유사하다(Chen N. et al., 2020; Wang Dawei et al., 2020; Guan Wei-Jie et al., 2020). 초기 임상 증상은 경증의 상기도 감염 증상부터 심한 폐렴까지 다양한데, 입원한 중증 환자를 대상으로 임상 증상의 진행경과를 보면 특정한 양상을 보인다. 「Clinical Characteristics of 138 Hospitalized Patients With 2019 Novel Coronavirus—Infected Pneumonia in Wuhan, China」 (Wang Dawei et al., 2020) 논문에서 138명의 중증 입원 환자의 임상적 특성을 분석한 결과, 증상 발현 후 평균 5일째에 호흡 곤란이 나타났고, 7일째에 입원을 하였으며, 8일째에 급격히 악화되어 급성 호흡 곤란 증후군acute respiratory distress syndrome, ARDS 으로 진행하는 양상을 보였다. 증상 발생 후 중증으로 진행되는 데 걸리는 시간은 약 1주이며, 사망한 환자들은 대체로 증상 발생 후부터 2-8주에 사망하였다. 진단 초기의 증상이 경증이라 하더라도 중증 폐렴, ARDS로 진행될 수 있으므로 증상 악화의 가능성을 배제할 수 없다. 경증 환자의 이환 기간은 평균 2주 소요되며, 중증 환자는 평균 3-6주 소요되는 것으로 추정된다. 통계적으로 중증은 주로 노인에게서 발생함을 알 수 있었고, 특히 심장과 폐 질환을 보유하고 있는 환자는 치명적인 경로를 거칠 수 있어 요양원에서 전파된 경우 8%의 치사율을 나타내었다(슈샤리트 박티·카리나 레이스, 2020).

COVID-19 관련 의료종사자들이 비의료종사자에 비해

SARS-CoV-2에 감염됐을 경우 발병 초기에 더 많은 증상을 나타내며, 발열보다 후각 상실 또는 흉통이 더욱 두드러진다는 연구 결과가 발표되었다. 영국 킹스 칼리지 런던 연구팀은 2020년 4월 20일부터 10월 15일까지 COVID-19 증상 연구 애플리케이션을 통해 보고된 약 20만 건의 데이터와 10월 16일부터 11월 30일까지 추가로 수집된 약 1.5만 명의 데이터를 인공지능 모델로 분석하였다(『THE LANCET Digital Health』). 연구팀은 참가자들의 증상을 18가지로 분류하고 각각의 발생 빈도를 측정하였고, 의료현장 종사 유무, 연령, 성별, BMI 지수에 따라 그 수치를 분석하였다. 그 결과, 후각 상실이 가장 많이 발생하였으며, 흉통, 반복적인 기침, 복통, 눈의 통증, 비정상적인 근육통이 그 뒤를 이었다. 의료종사자와 비의료종사자 모두 발병 초기 후각 상실 증상이 가장 높은 빈도를 나타내었고, 흉통이나 반복적인 기침을 동반하는 경우도 많았다. 그러나 의료종사자들이 오한, 피로, 두통, 식욕 부진, 근육통을 포함한 다양한 증상을 호소한 것에 비해 비의료종사자는 상대적으로 이러한 증상의 발생 비율이 낮았다.

연구팀은 의료종사자 집단이 팬데믹 기간 동안 의료현장에서 SARS-CoV-2에 노출될 위험이나 스트레스 정도가 높기 때문에 이러한 차이가 발생하며, 특히 장기간 이어지는 근무가 감염 후 피로와 비정상적인 근육통으로 직결된다고 제시하였다. 연령에 따라서 증상 양상에 차이가 나타났으며, 특히 후각 상실 증상에서 차이가 컸다. 즉 60세 미만 연령에서는 후각 상실이 가장 흔한 증상인 반면 60대 이상 고령층으로 갈수록 연관성이 줄었다. 16세에서 39세 이하 연령층은 발병 초기 후각 상실을 보고한 사례가 가장 많았다. 그 뒤로 흉통, 복통, 호흡 곤란, 눈의 통증순이었다. 40세에서 59세 이하도 후각 상실 비율이 가장 높았고 흉통이 그다음이었다. 반면에 60세부터 79세 이하에서는 흉통이나 비정상적인 근육통, 호흡 곤란에 비해 후각 상실이 발생한 확률은 상대적으로 낮았다. 80세 이상은 설사가 가장 빈번했고 인후통, 흉통, 비정상적인 근육통이 다음 순위였다(Liane S. Canas et al., 2021).

# 3. SARS-CoV-2의 확산

코로나바이러스는 사람과 동물을 감염시켜 질병을 일으키는데, 돼지, 소, 닭과 같은 가축의 소화기, 호흡기 등을 감염시켜 다양한 질병을 야기하며, 개, 고양이와 같은 애완동물도 감염시켜 질병을 일으킨다. 이러한 점을 바탕으로 과거부터 코로나바이러스는 축산업 및 수의학적으로 중요한 바이러스로 알려져 있었다. 하지만, SARS-CoV가 발생하기 전의 코로나바이러스는 사람에게는 일반 감기만을 유발했기 때문에 의학 분야에서 크게 중요하게 여겨지지는 않았다(이상엽 외, 2020).

'코로나19의 모든 것' 기사(신성식 외, 2021)에 의하면, 중국 우한에서의 SARS-CoV-2 감염 발생 초기에는 의료종사자의 감염이 보고되지 않았던 점을 바탕으로 사람에서 사람으로의 전파 가능성이 낮은 것으로 추정되었다. 하지만 역학조사를 통하여 SARS-CoV-2의 발생지로 알려진 중국 우한의 수산 시장 방문 이력이 없는 환자가 드러났다. 이후에는 지역 사회 및 중국 외 국가에서 환자가 발생하면서 사람에서 사람으로의 전파 가능성이 높아졌다. SARS-CoV-2 이외의 코로나바이러스를 포함한 다른 호흡기 바이러스와 마찬가지로 SARS-CoV-2의 전파 경로는 호흡기 분비물, 비말, 직접 및 간접 접촉이라고 할 수 있다. MERS-CoV의 경우 비말과 직접 접촉이 주요 전파 경로이고 간접 접촉과 에어로졸로도 전파될 수 있으며 대변-구강 경로로의 전파도 가능함이 보고되었다. SARS-CoV의 주요 전파 경로는 비말과 직접 접촉이고 에어로졸이 생성되는 경우에 전파력이 증가할 수 있다. 바이러스가 포함된 호흡기 분비물이 물체 표면에 부착되어 수 시간 동안 생존할 수 있기 때문에 이러한 물질의 표면을 통한 간접 전파도 가능하다. 장거리 공기 전파는 주요 전파 경로로 여겨지지는 않으나, 병원에서 에어로졸을 생성하는 시술을 하는 경우에 공기 전파가 제한적으로 발생할 가능성이 있다. SARS-CoV-2의 RNA는 혈액, 소변 및 대변에서도 검출되지만 감염력 있는 바이러스가 존재하여 이들을 통한 전파가 가능한지는 아직까지 구체적으로 알려진 바 없다.

바이러스 생존에 적합한 생활환경을 조성할 가능성이 높은 표면은 알루미늄, 유리, 종이, 플라스틱, 나무 표면 등이 있으며, 스테인리스 스틸 표면이 저온에서 바이러스가 생존하기 적합한 환경으로 나타났다. 이러한 사실을 바탕으로 일상생활 공간 및 병실의 호출버튼, 문손잡이, 침대 등 플라스틱이나 금속으로 만들어진 것의 상시 소독이 권고되고 있다. 세계보건기구 사무총장은 2020년 2월 11일에 열린 기자회견에서 COVID-19과 관련된 모든 징후가 바이러스의 공기 중 전염을 시사하고 있으며, SARS-CoV-2는 공기 중에서 전파되며 에볼라보다 전염성이 높다고 하였다. 2020년 2월 13일 『저널 오브 호스피털 인펙션Journal of Hospital Infection』에 발표된 연구리뷰에 의하면, 특정 표면에 붙은 SARS-CoV-2가 실온에서 4일에서 9일 동안 생존할 수 있으며, 온도가 감소하고 공기의 습도가 증가하면 바이러스의 수명이 연장될 수 있다고 하였다.

『재팬 타임즈Japan Times』에 의하면, 중국의 일부 과학자들은 바이러스의 잠복기가 14일보다 훨씬 길다고 하였다. 『타임 Time』지는 SARS-CoV-2의 생존 기간이 공기 중에서 3시간, 구리 표면에서 4시간, 나무 표면에서 24시간, 플라스틱, 스테인리스 스틸에서 48-72시간임을 제시했다. 『랜싯 메디컬 저널 Lancet Medical Journal』은 SARS-CoV-2의 확산을 진행시키는 병원체가 감염자의 호흡기에서 37일 동안 생존할 수 있다는 연구 결과를 발표하였다. 대부분의 국가가 COVID-19 감염자에게 14일의 격리를 권고하고 있는데, 상기한 연구 결과는 14일이 충분하고 효과적인 기간인지에 대한 의문을 제기한다(타일러 J. 모리슨, 2020).

SARS-CoV-2는 눈, 코, 입을 통해 체내로 침투된 후 바이러스 표면의 지질층 막에 삽입되어 있는 스파이크가 인체 내 세포 표면에 존재하는 ACE2와 결합한다. ACE2와 결합한 바이러스는 인체 세포 내부로 침입되고, 바이러스 내부의 RNA가 외부로 방출된다. 그 후 RNA는 세포 내에서 단백질로 변환되고, 복제되어 세포 밖으로 방출된다. 이 바이러스는 주변 세포를 감염시키거나 폐에서 나오는 입자에 포함되어 배출된다. 폐에서 나오는 입자에 포함된 바이러스는 기침이나 재채기를 통해 몸 밖으로 나와 바이러스를 퍼뜨린다(배진건, 2020).

비누의 주요 성분인 계면활성제는 바이러스 표면의 지질층 막 일부를 녹여 형태를 파괴하기 때문에 바이러스가 증폭되지 못하고 사멸하도록 한다. 그뿐만 아니라 계면활성제 분자 간에 미셀micelle 집합체를 형성하고 파괴된 바이러스의 부산물을 포획하는데, 이때 계면활성제는 친수성이 높기 때문에 비누를 씻어 낼 때 죽은 바이러스가 물에 같이 씻겨 내려간다. 알코올 성분 소독제의 경우에도 알코올이 바이러스 표면을 파괴하여 사멸시킨다. 하지만 비누를 사용할 경우 흐르는 물에 손을 씻으므로 파괴된 바이러스를 포함한 부산물을 바로 씻어 낼 수 있기 때문에, 알코올 성분의 소독제를 사용하는 것보다 비누를 사용하여 흐르는 물에 손을 씻는 것이 청결 측면에서 유리할 수 있다(타일러 J. 모리슨, 2020).

세계보건기구는 SARS-CoV-2가 기존의 인플루엔자 바이러스보다 훨씬 더 전염성이 높고, 감염되면 매우 심각한 경과로 진행될 수 있으며, 백신이나 치료제가 없다고 전 세계에 경고하였다. 앞서 세계보건기구는 COVID-19 발생 초기에 환자의 3-4%가 사망할 것이라고 예측 발표하였는데, 이는 연간 독감 치사율을 훨씬 웃도는 수치였다(슈샤리트 박티·카리나 레이스, 2020).

SARS-CoV-2의 전파력에 대하여 2020년 1월 1일부터 2월 7일까지 발표된 논문에서 SARS-CoV-2의 기초생산지수basic reproduction number, R0(한 사람의 감염자가 전염가능 기간 동안에 직접 감염시키는 평균 인원수)는 1.4-6.49로 추정되었으며, 평균값은 3.23, 중앙값은 2.79였다(Ying Liu et al., 2020).

이는 SARS-CoV의 경우 전파가 일어난 시기가 임상 증상 발생 수일 후였으며, 증상 발생 약 10일 후에 호흡기에서 바이러스의 양이 가장 많았던 사실과 일치하였다. SARS-CoV의 경우 증상 발생 5일 이내에 환자를 격리하면 2차 감염이 발생하는 경우가 감소하였고, 증상 발생 직후에 격리하는 방법으로도 전파를 효과적으로 차단할 수 있었다. 일반적으로 호흡기 바이러스는 증상이 나타날 때 전염력이 가장 높다고 알려져 있기 때문에, SARS-CoV-2도 감염 후 증상 발생 시 전염력이 높다고 예상된다. 하지만 SARS-CoV-2의 전파가 감염 후 어느 시기에 발생하는지는 아직까지 명확히 보고된 바 없다. 중국에서 환자 18명의 상기도 검체에서 SARS-CoV-2 양을 측정한 결과, 임상 증상 발생 직후에 바이러스의 양이 가장 많았고 이후 점차 감소되는 양상을 나타냈으며, 이는 인플루엔자 바이러스의 배출 양상과 유사하였다(Zou Lirong et al., 2020). 이 연구 결과는 SARS-CoV-2가 증상 발생 초기 수일 내에 전파될 수 있음을 시사하였다. 또한 이 연구에서 한 명의 무증상 감염자의 상기도에서 검출된 바이러스 양은 나머지 유증상자의 상기도에서 검출된 바이러스 양과 유사하였다. 이는 무증상 감염자 또는 증상이 가벼운 감염자의 경우에도 바이러스 전파가 가능할 수 있음을 나타낸다. 실제로 전파 양상을 고려하여 보았을 때 감염 초기에 주로 전파가 발생하는 것으로 여겨진다. 또한 증상이 없는 가족으로부터 가족 내에서 전파가 일어난 경우가 최근에 보고되었다. 즉 SARS-CoV-2의 전파는 감염 초기부터 발생하고 증상이 없거나 가벼운 경우에도 일어날 수 있다. 이는 기존의 SARS-CoV의 전파와는 다른 양상으로, SARS-CoV-2에 의한 감염의 경우 증상이 있는 환자를 찾아서 격리하는 방법으로 바이러스의 전파를 효과적으로 차단하지 못할 수도 있음을 시사한다. 그러나 환자가 자신의 증상을 미처 자각하지 못했거나 고령 또는 기저질환으로 주변에서 인지하지 못했을 가능성도 있어 무증상자의 감염 전파 가능성에 대해서는 추가적인 연구가 필요하다.

독일 함부르크대학교 법의학연구소장인 클라우스 퓌셜 교수는 SARS-CoV-2 감염에 의한 사망자를 부검하였고, 아무도 건강하지 않았으며 대부분의 사망자는 이미 몇 가지 질환을 앓고 있었음을 밝혔다. 스위스의 병리학자 알렉산더 찬코프 교수는 많은 사망자가 고혈압을 앓고 있었고, 대부분은 과체중이었으며, 3분의 2는 심장 질환을 앓고 있었고, 3분의 1은 당뇨병을 앓고 있었다고 보고했다. 이탈리아 보건부는 SARS-CoV-2에 의한 사망자의 96%가 적어도 한 가지 이상 심각한 기저질환이 있는 환자였다고 보고했다(슈샤리트 박티·카리나 레이스, 2020).

　　SARS-CoV-2가 임신에 미치는 영향 및 임신부에서 태아로의 수직 감염 여부에 대한 연구 결과가 보고되었다. 임신 3기에 SARS-CoV-2와 연관된 폐렴으로 진단된 9명의 산모를 대상으로 양수, 제대혈, 모유, 신생아의 구인두 도말 검체에서 SARS-CoV-2의 존재 여부를 확인하였다. 그 결과, 각 검체에서 SARS-CoV-2는 검출되지 않았으며, 산모 중에서 심한 폐렴이 발병되거나 사망한 경우는 없었다. 이 결과에 의하면, 임신 3기에 COVID-19 폐렴으로 진단된 산모로부터 태아로의 수직 감염은 발생하지 않는다고 할 수 있다. 하지만 대상 임신부의 수가 매우 적고 임신 3기의 감염만 포함되어 있어 임신 초기 또는 중기의 감염이 임신부와 태아에 미치는 영향에 대해서는 단언할 수 없다(Hyun-Hwa Cha · Won-Joon Seong, 2021).

# 2장

---

## 진단 키트 개발

# 1.                    진단 키트의 원리와 종류

    COVID-19 진단 기술 관련 특허출원 건수는 SARS-CoV-2 전염병 발생 초기인 2020년 2월 이래로 꾸준히 증가하여 현재까지 15개월 동안 189건이 출원된 것으로 밝혀졌다. 이는 2002년 발생한 이래로 현재까지 19년간 20건이 출원된 SARS-CoV 및 2013년 발생한 이래로 현재까지 8년간 33건이 출원된 MERS-CoV와 같은 타 호흡기 증상 코로나바이러스 전염병에 비해 높은 수치이다. COVID-19 진단 기술은 SARS-CoV-2의 mRNA를 검출하는 분자진단법과 바이러스로부터 만들어지는 단백질(항원, 항체)을 검출하는 면역진단법으로 구분되는데, 각각의 특허출원 건수는 91건과 98건으로 현재까지 분자진단법과 면역진단법 두 분야의 특허출원 건수는 비슷하다. 단, 감염병 발생 초기에는 분자진단 기술 관련 특허출원이 많았으나, 실시간 진단 수요에 따라 간편하고 신속한 검출이 가능한 항원-항체 결합을 바탕으로 한 면역진단 기술 관련 출원이 늘어나는 추세이다.

분자진단법의 세부 출원을 구체적으로 분류하면 실시간 유전자 증폭 기술 39건, 등온 증폭 기술 26건, 게놈 편집 기술 8건, 기타 기술 18건이다. 또한, 발생 초기에는 분석 대상이 되는 유전자를 증폭하기 위해 필요한 유전자 서열을 특정하는 기술이 다수를 차지하였으나, 최근에는 변이 바이러스와 다른 호흡기 바이러스를 동시에 진단할 수 있는 복합진단 기술에 대한 출원이 증가하고 있다. 면역진단법을 세부 출원별로 분류하면 항원 진단 72건, 항체 진단 12건, 기타 14건인데, 백신 접종이 진행됨에 따라 앞으로 중화항체(백신 접종 후 체내에 생성된 항체)를 검출하는 진단 관련 출원이 늘어날 것으로 예상된다(강환웅, 2021).

### 판코로나바이러스 검사법

판코로나바이러스pan-coronavirus 검사법의 pan은 '모두, 전부'를 의미하는 그리스 어원의 접두어로, SARS-CoV-2를 검출하기 위해 총 7종의 코로나바이러스(HCoV-229E, HCoV-NL63, HCoV-OC43, HCoV-HKU1, SARS-CoV, MERS-CoV, SARS-CoV-2) 중 SARS-CoV-2를 제외한 6종류의 바이러스를 검사하는 방식을 취한다. 즉 의심자 또는 환자로부터 채취한 샘플에서 유전자를 분리해 증폭한 후 6종류의 코로나바이러스의 유전자와 비교하여, 분석 결과가 6종류의 코로나바이러스와 일치하지 않으면 SARS-CoV-2에 감염된 것으로 판단한다. 판코로나바이러스 검사법은 COVID-19의 최초 진단법이었는데, 기존 6종류의 코로나바이러스와 비교해서 간접적으로 신종 바이러스 여부를 판단해야 하며 진단에 많은 시간이 소요되어, 보다 신속하고 직접적으로 검사 결과를 확보할 수 있는 방법의 개발이 필요하였다(김주경·정희진, 2020).

## 유전자 검사 방식

발생 초기부터 현재까지 가장 널리 사용되고 있는 SARS-CoV-2 검출법은 역전사 중합효소 연쇄반응real-time reverse transcription polymerase chain reaction, RT-PCR 기술을 기반으로 한다. SARS-CoV-2의 유전자 정보가 밝혀지면서 RT-PCR을 이용한 표적검사법이 개발되어 진단 시간이 6시간 이내로 감소되었다. 특히 유전자를 증폭하는 기술이 이용되기 때문에 검체 내부에 존재하는 바이러스가 미량일 경우에도 그로부터 유전자를 증폭하여 검출이 가능하다. 검체로부터 RNA를 추출하는데, 추출한 RNA는 단일가닥single strand이기 때문에 불안정하고 증폭이 어려워 역전사reverse transcription 효소, SARS-CoV-2의 유전자를 표적으로 하는 프라이머, dNTP를 이용하는 역전사 과정을 통해서 RNA를 주형으로 하여 RNA와 상보적인 배열로 구성되는 단일가닥 cDNA를 합성한다. 그 후 DNA 중합효소, 프라이머, dNTP를 재료로 한 PCR을 수행하여 cDNA를 주형으로 하는 이중가닥double strand DNA를 합성한다. 그다음 PCR을 통하여 이중가닥 DNA를 단일가닥 DNA로 분리시키는 변성 과정, 단일가닥 DNA에 프라이머를 결합시키는 결합과정, 단일가닥 DNA에 상보적인 염기를 붙여 이중가닥 DNA를 합성하면서 DNA를 복제하는 합성 과정으로 구성되는 사이클을 30-40회 반복하여 DNA를 증폭한다. 이때, 진단을 위해서는 주형 DNA에 특이적으로 결합하는 형광 표지자probe를 사용하는데, 검체에 SARS-CoV-2가 존재할 경우 RNA에서 유래한 합성된 DNA의 양이 증폭되면서 표지자의 형광 강도가 증가한다.

구체적으로는, SARS-CoV-2의 RNA에서 유래한 cDNA에 상보적으로 결합하는 단일 올리고누클레오타이드oligonucleotide의 양 끝에 각각 형광 색소 리포터reporter와, 리포터가 형광빛을 발하지 못하도록 하는 퀜처quencher 분자가 연결되어 있는 표지자를 사용한다. 표지자가 DNA에 결합한 직후에는 퀜처에 의해 리포터의 형광이 소광되기 때문에 형광이 검출되지 않는다. 하지만 프라이머가 cDNA에 상보적으로 결합하는 최적 온도로 반응 온도를 변화시키면 프라이머가 특정 부분에 결합하고, DNA 폴리머라아제polymerase가 cDNA의 5'에서 3' 방향으로 이동하며 활성도가 증가한다. 폴리머라아제가 기능하면서 표지자가 절단되며 이로 인해 리포터와 퀜처의 거리가 멀어지게 된다. 결과적으로 근접해 있던 퀜처에 의해 소광되어 있던 리포터가 형광을 발할 수 있게 된다. 따라서 PCR법을 통하여 SARS-CoV-2의 DNA를 증폭하는 사이클 수를 증가시킬수록 형광 강도가 증가하며, 이를 바탕으로 리포터의 형광 강도를 실시간으로 측정함으로써 환자 검체에 존재하는 SARS-CoV-2의 고감도 정량 및 양성 진단이 가능하다(융복합기술심사국 바이오 헬스케어 심사과, 2020).

## 항원 진단 키트

항원 진단 키트의 원리는 항원과 항체가 특이적으로 결합하는 항원-항체 반응의 원리와 크로마토그래피의 원리를 결합한 면역크로마토그래피법을 기반으로 한다. 항원 진단 키트에 SARS-CoV-2 감염 의심자로부터 채취한 타액 등의 검체를 떨어뜨리면 모세관 현상에 의해 반대쪽으로 흘러가는데, 그 과정에서 검체에 존재하는 항원은 항원을 특이적으로 인지하는 항체와 결합하게 되고, 그 항원-항체 복합체가 계속 흘러가다가 테스트 라인에 고정화되어 있는 금나노파티클 또는 형광색소가 부착되어 있는 항체(2차 항체)와 항원-항체 복합체의 항원이 결합하는 '샌드위치' 반응이 일어난다. 항원-항체 복합체의 잔여분은 테스트 자체가 정상적으로 수행되었음을 판단하는 기준이 되는 컨트롤 라인에 고정된 2차 항체와 결합하게 된다. 테스트 라인과 컨트롤 라인에 각각 고정된 2차 항체와 항원-항체 복합체가 결합하였을 때 나타나는 2차 항체의 형광을 육안으로 확인하여 테스트 라인과 컨트롤 라인 모두에서 선이 관찰될 경우에 양성으로 진단한다. 면역크로마토그래피를 이용한 진단법은 감염 의심자의 혈액에서 혈청을 분리하는 전처리 과정을 포함하여 약 30분의 시간이 소요되며, 이는 감염 의심자의 타액에서 유전자를 채취한 후 증폭하여 검출하기까지 약 4시간이 소요되는 PCR을 기반으로 하는 유전자 증폭 기반 분자진단법에 비해 신속하며 정확한 검사가 가능한 장점이 있지만, 현재 상황에서는 검출 정확도를 향상시킬 필요가 있다.

양성positive은 감염자로 진단되는 것, 음성negative은 비감염자로 진단되는 것을 의미하는데, 이를 보다 세분화하면 진양성true positive은 감염자가 올바르게 양성으로 진단되는 경우, 위음성false negative은 실제로는 감염자인데 음성으로 잘못 진단되는 경우, 위양성false positive은 실제로는 비감염자인데 양성으로 잘못 진단되는 경우, 진음성true negative은 비감염자가 올바르게 음성으로 진단되는 경우를 의미한다. 감염자를 양성으로 정확하게 진단하는 민감도sensitivity와, 비감염자를 음성으로 정확하게 진단해 내는 특이성specificity 양쪽이 모두 우수한 진단 키트의 개발이 요구된다(김성현, 2021).

항원 검사 방식의 진단 키트로는 ㈜SD바이오센서의 Standard Q COVID-19 Ag와 Standard Q COVID-19 Ag Home Test가 상용화되어 있는데, Standard Q COVID-19 Ag는 의료시설 및 검역소에서 사용되는 전문가용이고, Standard Q COVID-19 Ag Home Test는 자가 진단 키트로 약국이나 온라인 쇼핑몰을 통해서 구입할 수 있다. ㈜SD바이오센서는 글로벌 제약 회사인 로슈Roche에 본 진단 키트를 공급하며 2020년 1조대의 매출을 발생시켰다(전종보, 2021).

## 항체 진단 키트

㈜SD바이오센서는 전술한 항원 검사 방식의 키트 이외에 Standard Q COVID-19 IgM/IgG Plus라는 상품명의 항체 검사 방식 진단 키트를 공급하고 있다. 항원 검사 키트와 유사한 원리에 해당하는 면역크로마토그래피법이 사용되는데, SARS-CoV-2에 감염되면 체내에서는 면역반응에 의해 SARS-CoV-2에 대한 IgM 항체 및 IgG 항체가 생성되고, 항체 검사 키트는 이러한 혈액 내에 존재하는 항체를 검출하는 방법을 취한다. IgM 항체 및 IgG 항체에 특이적으로 결합하는 항원에 표지자를 부착하여 크로마토그래피 칩 내부에 주입

하면 모세관 현상에 의해 반대쪽으로 흘러가는데, 이때 IgM
과 결합하는 항체 또는 IgG와 결합하는 항체가 고정되어 있는
라인에 각각 항IgM 항체-항원 표지자 복합체 또는 항IgG 항
체-항원 표지자 복합체가 부착된다. 따라서 검체 내부에 IgM
또는 IgG가 존재할 경우 IgM 라인 및 IgG 라인에서 각 라인
에 부착되어 있는 항원 표지자가 발하는 색을 관찰할 수 있다.
즉 IgM 라인, IgG 라인, 컨트롤 라인에 제시되는 선을 육안으
로 관찰하여 진단한다. 이때, IgM은 항원이 체내에 침입하였
을 경우 인체에서 발생하는 1차 면역반응 결과 생성되는 항체
로, 보체를 활성화시키는 역할을 하고, IgG는 2차 면역반응 결
과 대량으로 생산되어 대식세포와 중성구의 식균작용을 돕는
다. SARS-CoV-2(항원)가 체내에 존재할 때 생성되는 IgM 및
IgG를 이용하여 진단을 하기 위해서는 이들 항체가 자연적으
로 형성되는 시간이 고려되어야 한다. SARS-CoV-2가 인간
의 체내에 유입되면 인체의 적응 면역 체계를 자극하게 되고,
감염 3-6일 후 IgM이, 감염 8일 후 IgG가 생성된다.

　따라서 SARS-CoV-2에 감염된 직후에는 인체 내부에 항체
가 생성되지 않은 상태이기 때문에 항체 진단 키트를 사용할
수 없다. 이에 비해 항원 진단 키트는 항체 진단 키트와 유사한
면역크로마토그래피 기반 기술을 이용하며 검체 중의 타깃 분
자의 형성 시간을 상대적으로 덜 고려하기 때문에 감염 초기

진단 시에는 항원 검사 키트가 항체 검사 키트보다 사용에 유리할 수 있다(김윤미, 2020).

## 중화항체 진단 키트

백신 접종 후에 백신으로 인한 면역 형성 효과를 측정할 필요가 있을 경우, 백신 접종 후 체내에서 생성되는 중화항체를 검출하는 검사법이 사용된다. 백신 접종자로부터 중화항체가 검출되지 않았다면 그 접종자는 백신으로 인한 면역 형성률이 낮다고 할 수 있다. SARS-CoV-2 바이러스의 표면에는 RBD<sup>receptor binding domain</sup>라고 하는 스파이크단백질이 존재하는데, 이 RBD가 인체 세포 표면에 존재하는 ACE2<sup>angiotensin-converting enzyme-2</sup> 수용체에 결합하여 SARS-CoV-2가 세포 속으로 침투한다. 백신으로 중화항체를 투여할 경우, SARS-CoV-2가 체내에 유입되었을 때 스파이크단백질의 RBD에 중화항체가 결합하기 때문에 RBD가 ACE2 수용체에 결합하지 못하게 된다. 결과적으로 세포 내에 바이러스가 침투되는 것이 차단되고, 바이러스의 증식이 억제된다.

이렇게 중화항체가 RBD와 ACE2 수용체 간의 결합을 방해하는 원리를 이용한 중화항체 진단 키트가 개발되고 있다. 현재까지 개발된 중화항체 진단 키트는 경쟁적 효소결합 면역흡착법<sup>enzyme linked immunosorbent assay, ELISA</sup>을 기반으로 하는데, 재조합 ACE2 수용체 단백질을 플레이트에 고정하고 표지자를 라벨링한 재조합 RBD 단백질을 사용하는 방식 또는 재조합 RBD 단백질을 플레이트에 고정하고 표지자를 라벨링한 재조합 ACE2 수용체 단백질을 사용하는 방식이 가능하다. 구체적으로는 검체 내의 중화항체가 ACE2 수용체 단백질과 경쟁적으로 재조합 RBD 단백질과 결합하고, 이로 인해서 재조합 RBD 단백질과 ACE2 수용체 단백질 간의 결합이 얼마나 억제(방해)되는지를 측정하며, 재조합 RBD 단백질과 ACE2 수용체 단백질 간 결합의 감소를 통해서 중화항체의 존재를 검출한다. 이때, 경쟁 분자로 활성을 갖는 바이러스가 아니라 재조합 RBD를 사용하기 때문에 진단 키트 자체에 인체에 해로운 바이러스성 위험 물질은 포함되지 않는다(김성현, 2021).

## 면역측정법의 예

상기한 항체 진단 키트 부분에서 간략히 기술한 바와 같이, IgM 및 IgG 항체를 환자의 혈액에서 검출함으로써 SARS-CoV-2 감염 여부를 진단할 수 있다. 예를 들어, 금나노입자 AuNP로 표지된 재조합 SARS-CoV-2(항원-AuNP)가 존재하는 횡류 크로마토그래피lateral flow chromatography 칩에 환자의 혈액을 첨가하면 혈액 안에는 항원과 결합하는 IgM 및 IgG가 존재하기 때문에 IgM-항원-AuNP/IgG-항원-AuNP 복합체가 형성된다. 혈액은 모세관 현상에 의해 칩 내부를 직선 방향으로 흘러가는데 Anti-human IgM(인간의 IgM에 결합하는 항체)이 코팅되어 있는 구간(IgM 라인)을 지나는 과정에서 혈액 중의 IgM-항원-AuNP가 Anti-human IgM에 결합하므로 IgM 라인에 IgM-항원-AuNP가 포획되어 있고, 그 외의 혈액은 IgM 라인을 통과한다. 그다음 라인에는 Anti-human IgG(인간의 IgG에 결합하는 항체)가 코팅되어 있으므로(IgG 구간) 혈액 중에 존재하는 IgG-항원-AuNP가 포획된다. 따라서 IgM/IgG 라인에서 나타나는 선의 강도(AuNP의 색)를 관찰함으로써 혈액 내부에 존재하는 IgM 및 IgG를 정성적으로 검출할 수 있다(김주경·정희진, 2020).

SARS-CoV-2가 인체에 감염되었을 때 IL2, IL7, IL10, GSCF, IP10, MCP1, MIP1A, TNFa와 같은 사이토카인이 증가하는 사이토카인 폭풍 현상이 발생한다는 점을 이용하여 (Li Zhengtu et al., 2020), 이들 사이토카인을 인식하는 항체를 사용한 ELISA 및 웨스턴 블롯Western blot과 같은 이뮤노에세이 immunoassay법을 진단에 응용할 수 있다. ELISA의 경우 사이토카인을 96-웰 플레이트에 도포한 후, 사이토카인에 특이적으로 결합하는 항체(1차 항체)를 첨가하고, 그 1차 항체에 결합하는 HRP(효소) 부착 2차 항체를 첨가한 다음 최종적으로 기질을 첨가하여 HRP에 반응한 기질의 흡광도를 측정함으로서 사이토카인을 정량할 수 있다. 이러한 Indirect ELISA뿐만이 아니라 1차 항체를 바로 HRP가 부착된 항체를 사용하는 Direct ELISA를 수행함으로써 실험에 소요되는 시간을 줄일 수 있다. 하지만 Direct ELISA의 경우 비특이적 결합에 의한 백그라운드 신호background signal가 전술한 Indirect ELISA에 비해 높아질 수 있다. 이 외에도 사이토카인을 인식하는 두 가지 항체를 사용하는 Sandwich ELISA 방법을 사용할 수 있다. 웨스턴 블롯은 ELISA 방법과 유사하게 항원-항체 반응을 기반으로 한 방법이다. ELISA 방법과 구분되는 점은, 96-웰 플레이트가 아닌 젤상에 샘플을 흘려 내린 후 포획되는 단백질을 멤브레인membrain 막에 전사시킨 다음 사이토카인에 특이적으로 결합하는 항체를 이용하여 샘플 내에 존재하는 사이토카인을 정량한다는 점이다. ELISA 및 웨스턴 블롯 방법은 한 번에 여러 개의 샘플을 검사할 수 있고, 바이러스를 취급할 수 없는 실험기관에서도 수행이 가능하다는 장점을 갖지만, SARS-CoV-2를 직접적으로 검출하는 것이 아니라 그에 의해 증가되는 사이토카인을 검출하는 간접적인 검출법이다(김주경·정희진, 2020).

**CRISPR**

보다 간편하고 신속하게 COVID-19을 진단하기 위하여 CRISPRclustered regularly interspaced short palindromic repeats 기술을 바

탕으로 한 게놈편집 개발에 관한 연구가 행해지고 있다. 한 가지 이용 가능한 기법으로 Cas13a를 매개로 한 gRNA의 부위 특이적 절단을 기반으로 하는 SHERLOCK specific high-sensitivity enzymatic reporter unlocking 시스템을 사용할 수 있음이 MIT의 평장 Feng Zhang 등(Omar O. Abudayyeh, Jonathan S. Gootenberg)의 공동 연구에서 밝혀졌다. DNA의 이중가닥 구조를 해리하지 않고도 DNA를 증폭시킬 수 있는 RPA recombinase polymerase amplification와 T7 RNA 중합효소를 결합한 이 시스템을 통하여 RNA를 고감도로 검출할 수 있다.

COVID-19 진단 기술로 적용될 수 있는 CRISPR를 기반으로 한 또 다른 방법으로 브로턴 등이 제시한 DETECTR DNA endonuclease-targeted CRISPR trans reporter 시스템이 있다(James P. Broughton et al., 2020). DETECTR 시스템은 SHERLOCK 시스템과 유사하지만 DNA 증폭과 동시에 역전사를 수행한다는 특징을 갖는데, gRNA는 Cpf1 효소에 대한 PAM 배열을 이용하며 SARS-CoV-2의 E 유전자와 N 유전자를 표적으로 한다. Cpf1이 SARS-CoV-2의 역전사된 DNA에 특이적으로 결합하고 ssDNA 표지자를 절단하는 작용을 기반으로 한다(김주경·정희진, 2020).

대표적인 3대 COVID-19 진단법의 특징을 정리하여 간단히 나타내면 다음과 같다(식품의약품안전처, 2020).

### 유전자 검사

검사 물질: SARS-CoV-2 유전자

측정 원리: SARS-CoV-2 유전자를 증폭

사용 검체: 코 또는 목의 점액, 가래(객담)

검사 소요 시간: 약 3-6시간

장점: 상대적으로 높은 정확도

단점: 과거 감염 이력 확인 불가, 검사 시간 길고 비용 높음

### 항원 검사

검사 물질: SARS-CoV-2 특정 단백질

측정 원리: SARS-CoV-2와 결합한 특정 물질을 검출

사용 검체: 코 또는 목의 점액

검사 소요 시간: 약 15분

장점: 검사 시간 짧고 비용 낮음

단점: 정확도가 낮기 때문에 확진용으로 사용하기 어려움

### 항체 검사

검사 물질: 체내에 생성된 SARS-CoV-2에 대한 항체

측정 원리: 체내에 생성된 항체와 결합한 물질을 분석하여

항체 존재 여부 확인

사용 검체: 혈액

검사 소요 시간: 약 15분

장점: 과거 감염 이력 확인 가능, 검사 시간 짧고 비용 낮음

단점: 감염 초기에는 항체가 검출되지 않을 수 있음, 검체 내
    바이러스 유무를 직접 확인하기 어려움

---

## 2.                 국내외 진단 키트 개발 현황

보다 신속한 COVID-19 진단을 위하여 한국 질병관리본
부와 식품의약품안전처는 2020년 1월 말부터 제품 허가 단계
를 면제함으로써 한시적으로 제조(수입), 판매, 사용이 가능한
COVID-19 진단 시약 긴급사용 승인제도를 운영하고 있다.
예를 들어 RT-PCR을 기반으로 하여 SARS-CoV-2를 특이
적으로 검출 가능한 다음과 같은 네 가지 제품이 승인되었다.
㈜엑세스바이오에서 개발한 CareStart COVID-19 Antigen이
라는 제품명의 진단 키트(2020년 10월 8일 FDA EUA에서 허가), ㈜셀

트리온에서 개발한 Sampinute COVID-19 Antigen MIA라는 제품명의 진단 키트(2020년 10월 23일 FDA EUA에서 허가), ㈜SD바이오센서에서 개발한 Standard Q COVID-19 Ag Test라는 제품명의 진단 키트(2020년 11월 6일 식약처에서 허가), ㈜벡톤 디킨슨에서 개발한 BD Veritor System for Rapid Detection of SARS-CoV-2라는 제품명의 진단 키트(2020년 7월 2일 FDA EUA에서 허가)이다. 이 외에도 정확도는 80%정도이지만 IgM/IgG 항체를 기반으로 하여 15분 이내에 진단이 완료되는 장점을 갖는 진단 키트를 ㈜수젠텍에서 개발하는 등 다양한 진단 키트가 개발되고 있다(김주경·정희진, 2020).

## CareStart COVID-19 Antigen

㈜엑세스바이오에서 개발된 CareStart COVID-19 항원 테스트는 COVID-19 의심자에게서 채취한 검체에서 SARS-CoV-2의 뉴클레오캡시드 단백질 항원을 정성적으로 검출하기 위한 측면 유동 면역크로마토그래피 분석법을 기반으로 한다. 별도의 측정기기가 필요 없고 육안으로 양성/음성 여부를 판단할 수 있는 자가 진단 시스템이며, 현장 진료에서도 사용할 수 있도록 승인되었다. 임상실험에서 민감도 87%, 특이도 98%라는 결과를 나타냈으며, 감염 여부를 10-15분 이내에 빠르고 쉽게 확인할 수 있다(김찬혁, 2021).

## Sampinute COVID-19 Antigen MIA

COVID-19 신속진단 항원키트 Sampinute는 ㈜셀트리온과 국내 진단기기 전문업체 BBB가 공동 개발하였으며 미국 식품의약국 긴급사용승인을 획득하였다. 본 진단 키트는 항원-항체 결합을 기반으로 하여 기존 RT-PCR 방식 대비 94% 이상의 높은 민감도를 나타낸다. 진료 현장에서 10분 이내에 결과 확인이 가능한 휴대할 수 있는 진단 키트이다. ㈜셀트리온은 COVID-19 확진자가 급증하고 있는 미국 내 시장 수요가 높다고 판단하여 미국에서 Sampinute를 출시하였으며, 대형 기업체, 정부기관, 학교 위주의 신속진단 항원키트 수요가 높은 곳을 중심으로 미 전역에 공급할 예정이다(서민지, 2020b).

## 파워체크

㈜코젠바이오텍은 2002년에 식중독균 9종에 대한 검출 키트를 세계 최초로 개발하였고, 2009년 신종 인플루엔자, 2015년 MERS 진단 키트를 개발한 경험이 있는 기업으로, 이러한 사내보유 기반 기술을 바탕으로 SARS-CoV-2를 검출할 수 있는 진단 키트를 신속히 개발하여 국내에서 가장 먼저 긴급 승인을 받았다. CV[coefficient of variation](5회 이상 같은 검사를 실시하여 얻는 결괏값의 편차)가 5% 이내로 높은 정밀도를 나타낸다(한성주, 2020).

**올플렉스**

Allplex 2019-nCoV Assay는 ㈜씨젠이 개발한 진단 시약으로 유전자를 증폭하여 형광 신호를 분석하는 RT-PCR법을 기반으로 한다. SARS-CoV-2에 특이적인 세 개의 유전자(E 유전자, N 유전자, RdRP 유전자)를 동시에 검사 가능한 멀티플렉스 검출이 가능하여 자동화 플랫폼에 장착하여 다수의 환자 샘플을 신속하게 진단할 수 있다는 특징을 갖는다. 더 나아가서 AI 기술을 사용하여 기존의 방법으로는 100명의 전문가가 3개월 동안 분석해야 할 데이터를 3시간 안에 처리할 수 있어 하루 최대 8천 건의 검사가 가능하다(박신혜, 2020).

**디아플렉스Q 및 스탠다드M**

디아플렉스Q는 ㈜솔젠트에서, 스탠다드M은 ㈜SD바이오센서에서 개발한 진단 키트로, 두 가지 모두 2021년 2월 27일에 질병관리본부로부터 긴급사용승인을 받았다. 샘플 채취 후 분석까지 2시간 이내에 검사가 가능하며, SARS-CoV-2에 관한 특이성이 높아 위양성 반응을 구별할 수 있다. 디아플렉스Q의 경우는 CV가 10%, 스탠다드M의 경우는 CV가 5%이다(한성주, 2020).

# 3.      현 진단 키트에 요구되는 개선점

국내에서 실행되고 있는 COVID-19 주 진단법은 RT-PCR 인데, 이는 본 방법이 바이러스 유전자를 증폭해 진단하는 방식으로 미량의 바이러스도 검출 가능하고 현존하는 방법 중에서 정확도가 가장 높기 때문이다. 항원 검사 방식은 PCR보다 검출에 소요되는 시간이 적지만(6시간 정도 걸리는 유전자 검사에 비해 항원 검사 방식은 15분 만에 결과 확인 가능), 증폭하지 않고 감염이 의심되는 초기 단계에서 체내에 존재하는 바이러스를 바로 검출하기 때문에 체내에 존재하는 바이러스의 양이 미량일 경우에는 위음성 진단 결과를 초래할 수 있다. 항체 검사의 경우에는 감염 후 항체가 생성되기까지 소요되는 시간을 고려하면, 감염 직후의 진단에는 유전자 검사법에 비해 정확도가 낮아 초기 진단에는 적합하지 않다. 이러한 점을 고려해서 식약처는 유전자 진단법의 경우 진단 시약의 허가 기준을 민감도 90%, 특이도 95% 이상으로 규정하고 있으나, 항원항체 진단법의 경우 승인 기준을 민감도 70%, 특이도 90% 이상으로 제시하고 있다. 항원항체 진단 시약은 PCR 검사만으로는 대응이 어려울 경우 국내에 도입될 수는 있으나, 현 상황에서는 허가 기준 민감도가 70% 이상으로, 즉 30%가 오판 위험성을 나타내어 정확도가 낮기 때문에 정부의 승인을 받지 못하였으므로 국내에서는 사용할 수 없다. 즉 신속진단 키트로 자가진단을 한 결과 확진으로 판정되면 보다 정밀한 검사를 위해 병원을 가지만, 실제 감염자인데도 불구하고 음성으로 판정될 경우 격리조차 하지 않아 역효과를 초래할 수 있다. 하지만 항원항체 진단 시약은 유전자 진단 시약에 비해 저렴하며 전문적인 분석 인력과 장비가 불필요하여 방역 인프라가 부족한 개발도상국에서는 유전자 진단법의 대안으로 사용되고 있으며, 미국과 유럽 등지에서는 유전자 진단과 혼용되고 있기 때문에 국내에서 개발된 항원항체 진단 시약 약 80종은 해외로 수출되어 사용되고 있다(김성현, 2021).

세계보건기구 및 미국 질병통제예방센터에서는 항체 검사가 SARS-CoV-2 감염을 확실하게 진단할 수는 없으며 효과가 제한적이기 때문에 현재까지는 항원항체 기반 진단 키트를 주요 검사 방법으로 권장하지는 않는다(서민지, 2020a).

# 3장

## 백신 및 치료제 개발

바이러스가 체내에 침입하였을 때 인체는 이에 저항하는데, 이러한 체내 기능적 메커니즘을 면역이라고 하며, 자연면역과 획득면역으로 구분한다. 자연면역은 사람이 태어날 때부터 선천적으로 체내에 존재하는 기능으로, 바이러스와 같은 외부물질이 체내에 침투하였을 경우, 체내에 존재하는 면역세포가 바이러스에는 존재하지만 사람에게는 존재하지 않는 성분을 인식하여 공격한다. 바이러스가 체내에 유입되었을 때 자연면역으로 바이러스를 퇴치할 수 있으나 대부분의 경우에는 자연면역만으로는 완벽한 퇴치가 불가능하다. 이때 바이러스의 증식을 억제하기 위해 획득면역이 기능을 발휘한다. 바이러스가 침투하면 인체는 획득면역을 발생시키게 되는데, 그로 인해 침투한 바이러스를 인식하는 면역세포가 생성되어 바이러스를 공격한다. 바이러스가 침입한 시점에서 획득면역이 발생하기까지는 1-2주가 소요된다. 하지만 일단 획득면역이 생기면, 다음에 동일한 바이러스가 침입한 경우에 빠르게 공격을 개시한다. 이러한 획득면역의 개념을 기반으로 하여, 획득면역을 인공적으로 증가시키는 것이 백신이다. 즉 무독화시킨 바이러스를 투여(접종)하여 획득면역acquired immunity을 유도한다. 투여 후에 동일한 바이러스가 침투하면 획득면역에 의해 공격을 받기 때문에 증식이 억제될 수 있다(Yamanaka Shinya, 2021).

## 1.  국내외 신약 및 의료 기술 개발 현황

### NBP2001 및 GBP510

㈜SK바이오사이언스는 서울대학교병원과 공동으로 CO-VID-19 치료용 백신 NBP2001을 개발하였다. NBP2001은 단백질 배양 및 정제를 통해 제작한 합성항원 백신이며, 비임상 시험에서 유의미한 결과를 확보하였다. 2020년 8월 ㈜SK바이오사이언스가 한국생명공학연구원과 진행한 NBP2001의 영장류 대상 효력 시험에서 NBP2001 투여에 의해 COVID-19 완치자의 혈청보다 약 10배 높은 중화항체가 유도되었다. 또한 영장류에 SARS-CoV-2를 투여한 결과 위약을 투여한 시험군에서는 100% 감염이 일어난 반면 NBP2001을 통해 중화항

체가 유도된 시험군에서는 기도와 폐 등 호흡기에서 바이러스의 증식을 차단하는 방어능력이 확인되었다. ㈜SK바이오사이언스는 NBP2001 외에도 COVID-19 백신 GBP510을 개발하였고, 2020년 12월 식약처로부터 임상 1·2상 시험계획을 승인받았다(강승지, 2020).

## GX-19 및 GX-19N

㈜제넥신은 2020년 12월 16일 COVID-19 예방 백신 GX-19의 임상 1상 결과 및 GX-19을 업그레이드한 GX-19N의 개발계획을 발표하였다. GX-19의 임상 1상 결과, 중증도 이상의 부작용은 거의 없었으며 경증의 이상반응 또한 5% 이내로 높은 안전성이 확인되었다. 회복기 환자보다 높은 항원 특이적 면역반응을 확인했으며, 중화항체 반응은 기저치 대비, 투여 후 통계적 유의성 있는 증가를 보였으나 회복기 환자보다는 낮게 관찰되었다. 이러한 임상 1상 결과를 바탕으로 ㈜제넥신은 차단계 임상의 권장 용량을 3mg으로 결정하였다. 또한 ㈜제넥신은 SARS-CoV-2의 변이체 발생 및 회복 후 재감염에 대비할 수 있는 백신으로 GX-19N의 개발전략을 발표했다. GX-19N은 GX-19과 동일한 플랫폼을 사용해 우수한 안전성을 확보했으며, 기존의 스파이크단백질 항원에 높은 서열 보존성을 가진 뉴클리오캡시드 항원을 추가해 SARS-CoV-2

의 변종 또는 제2, 제3의 팬데믹 상황에도 대응할 수 있도록 고안되었다. T세포의 면역반응 증가 및 향상된 항체반응을 확인하였으며, 보관 및 운송 조건을 고려해 상온에서 3개월 이상 안정적으로 활성을 유지하는 백신으로 개발 중이라고 밝혔다. GX-19N에 대한 건강한 성인 20명의 안전성과 면역원성 분석을 포함한 임상 1상을 계획하고 있으며, 임상 2a상 단계에서 중간 분석 결과를 토대로 국내와 해외에서 동시에 대규모 임상을 진행한 후 긴급사용승인을 신청할 계획이다. 궁극적으로는 T세포 면역을 바탕으로 코로나 바이러스의 재감염 및 변이체 감염까지 방어할 수 있는 백신을 개발함을 목표하고 있다 (이현주, 2020).

## AdCLD-CoV19

AdCLD-CoV19은 ㈜셀리드와 고려대학교병원이 개발한 COVID-19 백신이다. 임상 1상 단계에서는 건강한 성인 30명을 대상으로 안전성 및 면역원성이 검토되고, 2a상 단계에서는 120명을 대상으로 추가적인 안전성 및 면역원성이 평가될 예정이다. 한국생명공학연구원이 개발한 영장류 모델을 활용한 면역 후 감염 시험을 수행한 결과, 본 백신을 1회 투여한 후 각각 2, 3일차에 상기도와 폐조직에서 SARS-CoV-2가 전혀 검출되지 않아 높은 예방 효과를 기대할 수 있었다(박민주, 2021).

## GLS-5310

㈜진원생명과학은 2020년 12월 고려대학교 구로병원과 COVID-19 예방 백신인 GLS-5310의 1·2a상 임상시험을 수행할 것임을 발표하였다. GLS-5310은 스파이크단백질 항원뿐만 아니라 SARS-CoV-2 감염 발병 과정에 관여하는 항원 1종을 추가하여 바이러스 변이에 대비한 예방능력이 높아질 수 있음이 기대된다. 안정성 및 투여량, 접종 간격을 결정하기 위한 임상 1상 시험과, 안정성과 면역원성을 평가하는 임상 2a상 시험이 진행될 예정이다(홍숙, 2021).

## 옵티팜

2020년 12월 ㈜옵티팜-㈜휴벳바이오 협의체는 ㈜유바이오로직스와 재조합 단백질 기반 COVID-19 백신 생산 계획을 발표하였다. 본 백신은 인체 적용 사례 유무, 성공 확률, 유통 상황 등을 고려하여 한국생명공학연구원으로부터 이전받은 재조합 단백질을 기반으로 한다. 비임상실험을 통해 후보물질의 지속성과 효력에 대한 검증 작업이 완료되었고 임상 시료 생산 과정에 있으며, 독성 테스트를 거쳐 안전성을 검증한 후 임상에 진입할 계획이다. 백신 후보 물질을 돼지에 접종해 실험한 결과, 22주 동안 접종 전보다 80배 많은 양의 중화항체가 생성되었고 부작용이 나타나지 않아 백신의 효능과 지속성을 확인할 수 있었다. 그뿐만 아니라 시리안 햄스터 대상 공격 접종 실험 결과, 바이러스 배출량이 백신을 접종하지 않은 대조군에 비하여 1/1000 이하로 감소하였으며, 폐렴이 경증 수준으로 개선됨이 확인되었고, 항체 의존적 감염 촉진과 같은 부작용이 발생하지 않았다. ㈜옵티팜이 개발하고 있는 ACE2 형질전환 돼지가 COVID-19 실험동물 모델로 검증이 완료되면, 세계 최초라는 연구적 가치와 함께 COVID-19 백신 및 치료제 개발에 큰 도움을 줄 수 있을 것이 기대된다(김진수, 2020).

이 밖에 ㈜GC녹십자, ㈜보령바이오파마, ㈜스마젠, ㈜지플러스 생명과학은 각각 합성항원 재조합 백신 개발, SARS 백신 재창출, 바이러스 벡터 백신 개발, 식물 기반 플랫폼 백신 개발을 진행 중이다(홍숙, 2021).

각 주요 백신에 대한 정보를 비교하여 정리하면 다음과 같다(홍숙, 2021).

**1)**    회사명: ㈜SK바이오사이언스
    물질명: NBP2001
    기전: 합성항원 재조합 백신
    개발 단계: 식약처 1상 승인 완료

**2)** 회사명: ㈜제넥신

물질명: GX-19

기전: DNA 백신

개발 단계: 식약처 1·2a상 승인 완료


**3)** 회사명: ㈜옵티팜

기전: 바이러스 유사 입자 백신

개발 단계: 전임상 공격 접종 실험


**4)** 회사명: ㈜진원생명과학

물질명: GLS-5310

기전: DNA 백신

개발 단계: 식약처 1·2a상 승인 완료


**5)** 회사명: ㈜셀리드-㈜LG화학

물질명: AdCLD-CoV19

기전: 바이러스 벡터 백신

개발 단계: 식약처 1·2a상 승인 완료


**6)** 회사명: ㈜GC녹십자

기전: 합성항원 재조합 백신

개발 단계: 비임상 국책과제 수행

**7)** 회사명: ㈜보령바이오파마
개발 단계: SARS 백신 재창출

**8)** 회사명: ㈜스마젠
기전: 바이러스 벡터 백신
개발 단계: 전임상

**9)** 회사명: ㈜지플러스 생명과학
기전: 식물 기반 플랫폼 백신
개발 단계: 전임상

---

# 2. 접종 방침 및 현황

국내 COVID-19 백신 접종 순서는 1분기 요양병원·노인 의료복지시설 입소자, 고위험 의료기관 종사자, 2분기 65세 이상 노인, 의료기관과 재가노인복지시설 종사자, 3분기 만성 질환자와 일반 성인순이다. 이러한 예방 접종 순서 결정에는 SARS-CoV-2 감염 시 중증 진행 위험, 의료와 방역체계 유지, 전파 특성이 고려되었으며, 해외 사례, 백신의 효능 및 안전성이 검토되었다.

국내 백신 도입과 관련해서는 코백스 퍼실리티COVAX facility 및 아스트라제네카, 얀센, 화이자, 모더나 등 개별 제약사와 백신 수급이 계약되었으며, 아스트라제네카 백신은 1분기부터, 얀센과 모더나 백신은 2분기부터, 화이자 백신은 3분기부터 단계적으로 도입되었다. 국내에 개별 제약사를 통해 도입되는 백신은 식품의약품안전처에서 안전성과 유효성을 충실히 검토한 후 허가와 출하승인을 시행하였고 개별 백신 허가 전 코백스를 통해 조기에 도입된 백신은 WHO 긴급사용승인 현황을 참고하고 질병청과 식약처가 합동으로 특례수입을 통해 국내에 도입하였다(질병관리청, 2021).

국내에 도입된 화이자 백신(제품명: Comirnaty), 모더나 백신(제품명: Moderna COVID-19 Vaccine), 아스트라제네카 백신(제품명: Astrazeneca covid 19 vaccine), 얀센 백신(제품명: Janssen COVID-19 Vaccine)의 작용 기작은 화이자, 모더나는 mRNA 백신이며 아스트라제네카와 얀센은 바이러스 벡터 백신으로 상이하다.

mRNA 백신은 SARS-CoV-2의 스파이크단백질을 생성하는 유전자를 RNA 형태로 만들어 인체에 투여하는 원리를 바탕으로 한다. 인체에 주입된 mRNA는 인체 내부의 세포에서 단백질로 변환되는데, 인체는 이를 이물질로 인식하고 면역반응을 일으키며, 이때 얻어진 면역이 실제 SARS-CoV-2에 전염되었을 때 바이러스에 대항하는 기능을 발휘한다. 아스트라제네카와 얀센 바이러스 벡터 백신은 SARS-CoV-2의 표면에 존재하는 스파이크단백질의 유전 물질을 포함한 바이러스로 생성되는데, 사용되는 바이러스는 재조합 SARS-CoV-2 스파이크단백질을 발현하는 아데노바이러스 벡터로 인체에 무해하다. SARS-CoV-2 표면의 스파이크단백질의 유전 정보를 포함한 벡터 바이러스가 인체에 침입하면, 스파이크단백질이 체내에서 생성되고, 인체는 이에 대해 면역반응을 일으켜 SARS-CoV-2에 대한 면역을 획득하게 된다.

각 백신의 1회 투여량은 화이자 백신은 30mcg/0.3ml, 모더나 백신은 0.5ml, 아스트라제네카 백신은 100mcg/0.5ml, 얀센 백신은 0.5ml이다. 각 백신의 예방 효과는, 아스트라제네카 백신은 62-70%, 얀센 백신은 66%, 모더나 백신은 94.1%, 화이자 백신은 95%, 노바백스 백신은 89.3%로 알려져 있다. 2-8℃에서의 보관 기간은 아스트라제네카 백신의 경우 6개월, 얀센 백신과 화이자 백신의 경우 3개월, 모더나 백신의 경우 1개월, 노바백스 백신의 경우 1-3년이다. 얀센 백신과 모더나 백신의 경우 영하 20℃에서 각각 2년, 6개월 보관이 가능하고, 화이자 백신의 경우 영하 75℃-영하 20℃에서 6개월 간 보관이 가능하다(질병관리청, 2022).

백신 간 교차접종 관련하여, 「Immune responses against SARS-CoV-2 variants after heterologous and homologous ChAdOx1 nCoV-19/BNT162b2 vaccination」 논문(Joana Barros-Martins, 2021)에 의하면, 1회째 아스트라제네카 백신을 접종한 후에 32명은 동일한 아스트라제네카 백신을, 55명은 화이자 백신을 접종한 결과, 2회째 접종 후의 중화항체 및 SARS-CoV-2를 인식하는 B 림프구 및 T 림프구의 숫자가 화이자 백신을 접종한 그룹이 높았다.

## 3.　　　　　　　　　　　백신 및 치료제의 부작용

백신을 접종한 후 고열, 경련, 발작, 통증, 부종 등이 발생할 수 있으며, 특히 혈소판 감소증 또는 혈액 응고 질환 보유자의 경우 출혈, 멍이 발생할 수 있다.

대한의학회지에 게재된 「백신 부작용과 잠재적으로 관련된 상태 발생의 기준점 추정」 논문에, COVID-19 백신 처방 후의 부작용이 될 수 있는 11가지 질환이 자연적으로 발생할 확률과 백신 접종 후에 발생할 확률이 비교되어 있다. 또한 접종 후 이상반응이 나타나더라도 자연 발생률 수치 기준보다 발생 빈도가 높지 않으면 백신 부작용으로 단정하지 않아도 되는 의학적 근거에 대해서도 기술되어 있다. 연구진은 미국과 유럽의 백신 부작용 감시 기준에 따라 백신 부작용과 잠재적 관련성이 있을 것으로 우려되는 질환을 선정하였고, 국민건강보험 청구자료를 활용해 2006년부터 2020년 6월까지 15년 동안의 이 질환들의 월별 기저 발생률을 측정하였다. 그 결과, 화이자 백신 임상실험에서 4건 발생한 안면신경마비 증상이 2021년 한 해 동안 인구 10만 명당 월평균 8.6건 발생할 것으로 예측되었다. 면역 매개반응으로 인해 척수에 발생하는 염증인 횡단성 척수염은 아스트라제네카 백신 임상시험에 참여한 12,021명 가운데 1명에게 발생하였는데, 이는 인구 100만 명당 매월 평균 1.9건이 발생할 것으로 예측되었다. 급성 중증 알레르기 반응에 해당하는 아나필락시스는 인구 10만 명당 매월 23.9건이 발생할 것으로 예측되었는데, 미국에서는 화이자 백신과 모더나 백신이 1,700만 건 접종된 2021년 1월 기준으로 접종 100만 건당 화이자 백신에서 4.7건, 모더나 백신에서 2.5건이 발생한 것으로 집계되었다. 이 밖에 기존에 여타 백신들의 부작용으로 나타났던 8개 질환의 2021년 매월 10만 명당 평균 발생 건수는 급성파종성 뇌척수염 57.6건, 미주신경성 실신 4.7건, 전신홍반성 루푸스 3.4건, 뇌병증 2.1건, 시신경염 1.7건, 면역 혈소판 감소성 자반 0.75건, 길랭바레 증후군 0.26건, 상완신경염 0.03건으로 예측되었다. 이러한 연구 결과는, 백신 접종 한 달 뒤에 발생하는 백신 이상반응을 통계적으로 집계해 이 수치와 비교하면 백신 이상반응이 부작용인지의 여부를 판단할 수 있음을 시사하였다(김지훈, 2021).

노르웨이에서 화이자 백신을 접종한 사람들은 고위험군으로 분류된 양로원에 기거하는 75세 이상 노인들이었으며, 이들 중 대다수가 기저질환을 앓고 있었다. 백신을 접종한 후에 발열과 오한 등의 증상이 발생하였으며, 기저질환이 악화되었다. 전체적으로 노르웨이에서 백신을 접종받은 노인 4만 2,000명 중 29명이 사망했다(Lars Erik Taraldsen, 2021).

미국에 거주하는 일반인 한 명이 화이자 백신을 접종받은 지 수일 후에 사망하였다(Denise Grady·Patricia Mazzei, 2021). 이 환자는 SARS-CoV-2에 감염되지 않았으며 흡연을 하지 않고 평소에 건강에 문제가 없는 사람이었다. 백신 접종 후 3일 만에 손과 발바닥에 작은 붉은 점이 생겨났으며, 피부 밑에서 출혈이 일어나는 현상이 발생하였고, 혈액 검사 결과 혈액 응고에 필요한 요소인 혈소판이 전혀 없었다. 환자 체내의 면역체계가 본인의 혈소판을 공격해 모두 제거한 희귀한 급성 질환으로 진단받았고 이는 백신에 의한 부작용일 가능성이 높았다.

캘리포니아주의 보건부 발표에 따르면 모더나 백신을 접종한 10여 명이 응급처치를 받아야 할 만큼 심각한 알레르기반응을 나타냈다(John Bonifield, 2021). 이들은 모두 한곳의 진료소에서 같은 제조번호의 백신을 접종한 공통점이 있었으며 캘리포니아에서 알레르기 반응을 보인 첫 집단 사례로 기록되었다. 12월에 보스턴에서 모더나 백신 투여 후에 심한 알레르기 반응을 보인 사례를 포함해 mRNA 백신이 사용된 미국에서 비슷한 사례가 29회 발생했다(조양래, 2021).

# 4장
---
## 인공지능 및 빅데이터

# 1.                                         AI 기반 진단 기술

　의료환경과 치료의 패러다임이 단기적인 치료에 목적을 두는 질병중심 의료로부터 장기적인 관점에서 환자의 건강과 질병의 예측 및 예방에 초점을 두고 환자존중, 정보공유, 환자참여 및 협력을 우선시하는 환자중심 모델로 변화되고 있다. 이와 같은 흐름에서 2019년, 2020년 글로벌 헬스케어 산업의 핵심으로 보건의료 시스템의 자동화, 인공지능artificial intelligent, AI, 데이터 분석data analytics, 디지털 치료digital therapeutics 및 정밀의료precision medicine가 제시되었고, 이와 같은 움직임은 2021년 이후에도 계속되고 있다(Stephanie Allen, 2021).

　현재 의료기기 산업의 가장 큰 특징은 의료영상, 생체신호, 유전자 데이터와 같은 환자 데이터와 첨단 기술이 융합된 임상 분석 결과를 제시하여, 정확한 진단, 치료 기간 단축 및 환자 안전 등 임상적 가치 창출을 중심으로 한다는 점이다. 특히,

유전자 분석 기술 및 정보통신 기술information and communication
technology, ICT의 진보와 요소 기술들의 연구 개발이 활발히 이루
어져 정밀의료가 현실화되고 있다.

정보통신 기술, 로봇 기술, 생명공학 기술을 포함한 첨단 기
술이 융합적으로 아우러지는 미래 융복합 혁신 의료기기는 다
음과 같은 특징을 갖는다. 1) 진료기록 또는 의료기기로부터
측정된 생체 측정 정보, 의료영상, 유전 정보 등 다양한 의료용
빅데이터를 분석하여 질병을 진단 또는 예측하는 인공지능·
빅데이터 기반 독립형 소프트웨어 의료기기가 있다. 2) 환자
움직임, 뇌파신호 등의 생체신호를 기반으로 정보통신 기술과
로봇 기술이 융복합되어 생체 피드백을 활용한 센싱, 처리, 구
동 시스템의 개발이 예측된다. 이에 따라 환자의 뇌가소성 증
진 및 기능 회복 유도를 통해 재활치료 기간 단축 또는 안전성
개선 등의 효과를 나타내는 환자 맞춤형 재활의료기기가 개발
될 것이다. 3) 인체 유래 데이터인 혈액, 체세포, 유전자 데이
터 또는 병리 정보 등을 기반으로 생명공학 기술과 정보통신
기술이 융합되어 기존 체외진단기기의 성능을 향상시키거나
디지털화하고 이를 통해 신속 정확한 진단 및 예측이 가능한
장비, 검사 시약, 진단 소프트웨어 등의 차세대 융복합 체외진
단 시스템도 등장할 것으로 보인다.

AI 기반 실시간 질병 진단 기술이 포스트코로나 시대의 핵

심 진단, 치료 기술이 될 가능성이 매우 높다. AI의 가장 큰 장점은 정확도가 높다는 점인데, 현재 대표적인 AI 기반 진단 기술로 사용되고 있는 IBM Watson은 대장암 98%, 방광암 91%, 췌장암 94%, 자궁경부암 100%의 진단 효과를 나타내 전문의사의 초기 오진비율(20%)보다 낮은 오진율을 가진다. 또한, 데이터 습득 및 훈련 속도가 빠르기 때문에 방대한 양의 데이터를 빠른 시간 내에 학습시킬 수 있다(이경상, 2020).

COVID-19에 대처하기 위한 환자 진단 분야에서 AI의 안면인식, 음성인식, 영상 판독 기술이 유용하게 사용되고 있다. SARS-CoV-2의 집단 감염을 가장 먼저 예측한 캐나다 스타트업 블루닷BlueDot은 AI를 활용하여 세계보건기구보다 9일 먼저 전염병 확산을 경고하였고 우한에서 방콕, 서울, 대만 등으로의 전염병 확산을 예측하였다. 블루닷은 15분마다 인터넷에서 질병 관련 뉴스, 정부 발표문, 의료 전문 홈페이지 게시물, 보고서 등을 수집, 분석하는 알고리즘을 개발했다. 이 알고리즘과 65개 언어를 이해할 수 있는 AI 기술을 사용하여 하루에 10만 개 문서를 검토하여 150여 개 질병의 정보를 수집하고 전염병을 추적, 예측할 수 있다. 이와 같은 기술을 바탕으로 블루닷은 과거 에볼라 바이러스, 지카 바이러스 유행도 예견했었다. 또한 항공사 발권 데이터를 분석, 감염된 사람의 예상 이동 경로를 파악해 중국 우한에서 방콕, 서울, 대만, 도쿄 등으로 이동한 SARS-CoV-2 감염자를 정확하게 분석하였고, 현재 미국, 캐나다, 싱가포르 등에 관련 서비스를 제공하고 있다.

중국 안면인식 AI 기업인 메그비Megvii는 중국 주요 공공장소에 AI 온도 측정 시스템을 설치해 1초에 최대 15명의 체온을 비대면으로 측정할 수 있는 AI 자율 시스템을 구현하였다. 또한 중국 상하이 보건당국은 COVID-19 의심자에게 질문하고 답변에 따라 자가격리 또는 검역소를 안내하는 AI 음성 비서를 활용하여 200명의 의심자를 기준으로 하였을 때 2-3시간이 소요되는 조사관의 업무를 5분 만에 처리하였다. 한편 COVID-19 치료제 개발 분야에서도 AI가 기존 약물을 탐색하고 상호작용을 예측함으로써 기존 약물 중에서 후보 약물을 제시할 수 있어 신약 후보 물질 개발에 소요되는 시간이 줄어들 것으로 예상된다(한은영, 2020).

# 2.      치료용 신약 및 의료 기술 개발을 위한 빅데이터 기반 통계분석

의료 AI란 기계학습 방식으로 방대한 양의 의료 데이터를 학습하고 특정 패턴을 인식하여 질병을 진단 및 예측하거나 환자에게 적합한 맞춤 치료 방법을 제공할 수 있도록 개발된 기술을 일컫는다. AI 기술을 의료기기에 활용함으로써 기존 의료기기의 성능, 효율, 질적 수준을 향상시켜 판독의 정확성을 높이고, 질병 예측 및 예방 등 새로운 가치 창출을 할 수 있을 것이 기대된다(한국보건산업진흥원 의료기기산업팀, 2018).

한국바이오경제연구센터가 '신종 감염병 대응 AI 기술 동향 분석'을 주제로 발간한 「바이오 이코노미 브리프BIO ECONOMY BRIEF」에 의하면, 빅데이터와 AI 기술이 결합되어 COVID-19과 같은 신종 감염병 예측 모델이 등장하였고, 사람들의 감염병에 대한 반응에서 수집된 데이터를 바탕으로 반응 패턴을 찾아 질병 확산을 예측할 수 있는 기술이 개발되었다. COVID-19 백신 및 치료제 개발에도 인공지능 기술이 활용되고 있다. 중국 알리바바는 폐 단층촬영CT을 통한 AI 검진 시스템을 도입해 바이러스 감염을 발견하는 AI 기반 이미징 및 진단 시스템을 개발하였다. 중국 허난성 장저우의 한 병원은 알리바바에서 개발한 AI 판독 기술을 활용하여 COVID-19 의심 환자 흉부 CT를 20초 이내에 96% 정확도로 분석하였다.

국내에서도 폐 질환 환자의 엑스레이 영상을 AI가 3초 이내로 판독하여 COVID-19 중증 환자를 신속하게 분류할 수 있는 의료영상 판독 AI가 뷰노VUNO사社에서 개발되었다. 뷰노가 개발한 뷰노메드 시스템은 엑스레이와 CT 사진과 같은 영상의료 정보와 생리학적 신호 데이터, 전자의무기록 등의 진단기록을 종합적으로 분석해 질병 유무를 진단하는 시스템으로, 강원도 지역 보건소에 AI 이동형 엑스레이 장비를 설치하고 뷰노메드 체스트 엑스레이를 제공하여 COVID-19 진단에 사용하였다. 뷰노는 인공지능 기반 흉부 CT 영상 판독 솔루션과 흉부 엑스레이 판독 솔루션을 전 세계에 무료로 공개하였다. VUNO Med®-LungQuant, VUNO Med®-Chest X-ray: COVID-19 Version은 공식 웹사이트를 통해 전 세계에서 실시간으로 활용될 수 있다.

루닛의 AI 흉부 영상 진단 솔루션인 Lunit INSIGHT MMG/CXR은 SARS-CoV-2로 인한 폐렴을 신속히 진단하는 데 활용될 수 있다. 본 기술은 2019년 유럽 CE 인증을 획득한 후 유방암을 포함한 다양한 질병을 정확하게 검출하기 위해 사용되었으며, 이번 SARS-CoV-2의 진단에도 이 기술이 적용되었다.

중국의 바이두는 RNA 구조를 분석할 수 있는 알고리즘인 리니어폴드 기술을 활용해 SARS-CoV-2의 유전자 구조 분석에 소요되는 시간을 55분에서 27초로 단축시켰다. 바이두 사는 SARS-CoV-2 확산에 대응하기 위해 자사의 AI 개방형 플랫폼인 바이두 빅브레인과 페이장 딥러닝 플랫폼을 개방하였다.

미국 보스턴 어린이병원이 운영하는 실시간 세계보건지도 헬스맵Healthmap은 AI를 활용해 질병 패턴을 식별해 COVID-19 환자를 진단할 때 우편번호와 같은 환자 정보를 이용한다. 이를 통해 바이러스가 발병한 지역 또는 감염 범위를 식별할 수 있으며, 전염병의 글로벌 현황을 포함한 포괄적 정보를 제공하고 있다.

미국 신약 개발 AI 기업 인실리코 메디신Insilico Medicine은 딥러닝 기술인 GENTRL을 활용하여 수천 개 분자를 검토해 SARS-CoV-2의 분자 구조를 수백 개로 추려 다른 제약 회사와 공유함으로써 백신 개발의 효율성을 높이고 있다. 현재 제약 회사 및 신약 개발 전문가와 협력해 최대 100개 화학 물질을 합성하고 실험할 계획이며 1년 이내에 백신을 개발함을 목표로 하고 있다.

영국 신약 개발 인공지능 기업 버네벌런트 AIBenevolent AI는 인공지능 기반 기계학습 프로그램을 이용해 기존 치료제 중에 SARS-CoV-2의 분자 구조와 가장 근접한 치료제들을 검색해 바이러스 감염을 억제할 수 있는 치료제로 올루미언트Olumiant (성분명 바리시티닙)를 제시했다. 올루미언트는 일라이 릴리Ely Lilly 의 류마티스성 관절염 치료제로 염증성 사이토카인의 생성을 억제하기 때문에 SARS-CoV-2의 감염과 염증반응을 감소시키는 데 효과적일 것이라는 예측 결과가 제시되었다.

㈜씨젠은 진단 키트 개발 과정에서 AI를 활용함으로써 2주 만에 SARS-CoV-2 진단 키트 Allplex 2019-nCoV Assay를 개발했다. 이 키트는 국내 사용승인뿐만 아니라 미국 긴급사용 승인과 유럽 체외 진단 시약 인증도 획득했다. ㈜씨젠은 인터넷에 공개된 유전자 정보를 AI를 구사하여 신속하게 분석하는 방법으로 발 빠르게 진단 키트를 개발하였으며, RT-PCR 방법을 바탕으로 진단의 신속성과 정확도를 확보하여 현재 전 세계 30여 개 국가로 수출 계약을 체결했다.

바이러스 확산을 막기 위해 AI 기술을 접목한 기술 개발이 감염병 발병 예측, 확산 경로 파악, 진단, 치료제 개발 등 다양한 분야에서 효과적인 대응책이 되고 있다. AI는 복잡하고 다양한 빅데이터로부터 필요한 정보를 신속하게 추출 가능하다는 강점을 갖고 있어 신종 감염병 대응에 구심점 역할을 할 가능성이 높다. 따라서 AI 기술 투자 및 산업 육성 기반의 마련이 기대된다(홍숙, 2020).

# 3.    AI를 활용한 미래형 유통 및 가전 시스템

COVID-19 사태 발생 이후 유통 및 물류 분야에서 AI 활용이 가속화되었다. 오프라인에서도 직원과의 대면이 없는 언택트 리테일untact retail 매장이 확대되고 있으며, 이를 구현하기 위해 AI 기술이 활용되고 있다. 에이아이파이AiFi, 스탠더드 커그니션Standard Cognition 및 그랩엔고Grabango와 같은 스타트업에서 계산대 없는 매장 서비스가 개발되고 있으며, 아마존은 대기, 지불 과정, 점원이 없는 슈퍼마켓인 아마존 고Amazon go를 오픈하였다. 국내에서도 이와 같은 무인형 편의점을 GS25가 선보였는데, 출입 시 QR코드를 통한 개인 식별, 고객 행동 딥러닝 스마트 카메라, 재고 파악을 위한 무게 감지 센서, 영상인식 스피커를 통한 고객 인사, AI가 활용된 결제 등이 요소 기술로 활용되었으며, 이는 COVID-19으로 인해 비대면 및 사회적 거리 두기가 중시되는 상황에서 유용한 구매 방안으로 주목되고 있다.

AI 기술이 도입된 배달 서비스가 개발되었는데, 국내 배달 기업인 배달의민족은 배달 배차 시스템에 AI 기술을 도입하여 배달원 동선, 주문 음식 특성을 고려하여 주문을 배정한다. 또한 AI가 음식점 리뷰를 분석하여 가짜 리뷰의 70% 이상을 실시간으로 분류하도록 했으며 비슷한 주문 고객들의 데이터를 분석해 음식 및 식당을 추천하는 데에도 AI 기술을 적용하였다. 이와 같은 기술은 재택근무 및 자가격리 등으로 배달 서비스를 이용하는 소비자들의 편의성을 증가시켰다.

이 밖에도 빠른 배송을 표방하는 콜드체인 기반의 이커머스 업체들은 유통 및 물류를 관리하고 COVID-19으로 인해 증가된 물량을 원활히 유통하기 위해서 AI를 활용하고 있다. 마켓컬리는 기계학습을 활용해 매출액과 판매량을 예상하고 필요한 재고량만 입고하여 빠른 배송을 가능하게 하고 있다. 국내 대형 유통업체들도 빠른 배송과 물류자원의 효율적 사용을 위해 판매 예측과 물류계획 수립에 AI 활용을 더욱 확대시키고 있다.

COVID-19 확산을 방지하기 위한 재택근무가 증가하면서 재택근무 협업 플랫폼과 같은 빌려 쓰는 형태의 SaaS software as a service 이용이 보편화됨에 따라 기업들은 개별 서버가 아닌 클라우드에 AI를 탑재하는 기술을 개발하여 제공 범위를 확대하고 있다. 네이버는 AI 플랫폼인 클로바를 통해 코로나19 능동감시자에게 자동으로 전화를 걸어 증상을 확인하는 AI 기반 음성봇 서비스를 성남시에 제공하였다. 또한 한컴의 AI 콜센터 플랫폼과 네이버의 클라우드 인프라를 활용한 AI 모니터링

콜 시스템이 서울시 120다산콜재단에 도입되어 코로나19 모니터링 대상자에게 전화를 걸어 발열 및 기침, 오한 여부를 체크하고 데이터를 관리하는 데 사용되고 있다.

COVID-19 대응 과정에서의 네이버 클라우드 등 국내 클라우드·플랫폼 기업의 기여는 AWS, MS, 구글 등 글로벌 기업들 사이에서 국내 기업의 경쟁력을 확인하는 계기가 되었으며 국내 클라우드 기반의 AI 서비스 활용 확대에도 긍정적 영향을 미칠 것으로 기대된다. 재택 시간이 늘어나면서 소비자의 AI 디바이스 이용 경험이 확대되고 있으며, 관련 기술의 유용성과 편의성을 포함한 긍정적 효과는 향후 소비자 디바이스에서의 AI 적용을 확대시킬 것이다. AI 스피커가 실생활 제품 중의 하나로 자리 잡았는데, SKT의 누구NUGU가 탑재된 B tv 셋톱박스의 발화량은 2020년 12월 대비 2021년 3월 약 48% 증가, KT의 기가지니도 2021년 1분기 전체 발화량이 이전 분기보다 38% 증가, 네이버 클로바도 2021년 1월 대비 2월의 사용량이 17% 증가하였다. 특히 이러한 국내 AI 스피커는 아마존 AI 비서인 알렉사나 구글 어시스턴트와 비교해 코로나 정보를 비교적 빠르게 업데이트해 긍정적 반응을 얻었다.

가전 부문에서는 COVID-19 사태 이전부터 AI 기술을 접목한 사물인터넷IoT 적용이 활발히 진행되어 왔지만, CO-VID-19 기간 동안 소비자들이 AI를 직접 체험할 기회가 늘어

남에 따라 AI 기술이 탑재된 가전 판매량이 늘고 있다. 사물인터넷을 통해 데이터가 수집·축적되고, 인공지능 알고리즘이 데이터를 분석·활용하기 위해서는 AI 반도체가 필요하므로 사물인터넷 확산은 AI 반도체 시장에도 긍정적 영향을 미칠 수 있다(한은영, 2020).

# 5장

---

## 포스트코로나 시대 대처 방안

# 1.                                        백신 라이브러리

　25종의 바이러스 계열에서 약 260여 종의 바이러스가 인간을 감염시키는 것으로 알려져 있으며, 현재까지 발견, 해명되지 않은 160만 종 이상의 바이러스종이 바이러스성 동물종 중에서 포유류와 조류 숙주에 존재하는 것으로 추정된다. 모든 잠재적 바이러스 위협에 대항하는 백신을 개발할 수는 없지만, 중요한 바이러스 계열의 대표적인 병원균에 대항할 수 있는 프로토타입 백신 및 기타 생물학적 개입 라이브러리를 생성할 수는 있다. SARS-CoV 및 MERS-CoV에 대한 연구와 이에 대한 백신 개발이 COVID-19 백신의 급속한 발전을 가능하게 한 것처럼, 대표 병원균에 대한 프로토타입 백신을 개발하면 향후 새로 등장하는 백신의 개발 속도를 증가시킬 수 있다(감염병혁신연합, 2020).

　SARS-CoV-2의 유전자 서열은 2020년 1월 11일에 발표되었다. 1월 23일까지, 감염병혁신연합coalition for epidemic preparedness innovations, CEPI은 이 신종 병원체에 대한 백신 개발을 가속화하고자 첫 세 가지 프로그램을 시작했고, 전 세계적으로 581건의 바이러스가 확인되었다. CEPI는 과거부터 코로나바이러스를 심각한 위협으로 인지하였고 MERS-CoV 백신 개발에도 투자 경험이 있기 때문에 COVID-19의 경우에도 민첩하게 움직일 수 있었다. COVID-19 발생 후 몇 주 안에 CEPI의 MERS 백신 개발 관련 인력의 대부분은 SARS-CoV-2 연구에 착수하였다. CEPI는 세계 최대의 COVID-19 백신 후보 포트폴리오를 구축하고 팬데믹의 종식을 앞당기고자 세계보건기구 및 세계백신면역연합global alliance for vaccines and immunization, GAVI과 협력하고 있다(감염병혁신연합, 2020).

## 2.　　　　　　의료시설 확충 및 원격의료 시스템

　　보건복지부, 질병청은 COVID-19 확산에 대비하여 검사, 진단, 치료 인프라 및 확진자 조기 발견을 위한 선별진료소를 확충하였고 진단 검사비 지원 범위를 점차 확장시키고 있다. 선별진료소를 운영하는 의료기관은 요양병원 등의 고위험시설 및 선별진료소에서 일하는 190만 명에 대해서는 진단 검사 지원을 통해 확진자 검사를 추진할 계획으로, 이들은 별도 비용 없이 보건소, 의료기관 등에서 검사를 받을 수 있다. 사회적 거리 두기 2단계 이상 시 증상 유무, 역학적 연관성과 관계 없이 검사를 원하는 시민 누구나 임시선별검사소에서 무료 검사가 가능하다. 신규 지정된 감염병 전담병원, 거점 전담병원이 중증 질환자 치료를 원활히 수행하도록 음압 설비를 긴급 확충하고, 의료기관이 선제적으로 대응할 수 있도록 지원하고 있다. 중증 환자 진료를 위한 감염병 전담병원 57개소에 선제적으로 지원이 행해지며, 지정 후 병상 확대 등의 지원이 추가된다(보건복지부, 2021).

집단 감염 지역 등 코로나19 긴급 대응이 필요한 곳에 의료인력 등을 집중 투입하고, 원활한 의료 활동을 위한 인건비를 지급한다는 계획이다. 또한 해외 입국자, 무증상, 경증 확진자 등 대상자별 맞춤형 격리시설을 운영하고, 격리자에 대한 생활보호도 지원한다. 해외 입국자 중 무증상자 대상 시설격리(14일)를 위한 임시생활시설을 가동하고, 경증, 무증상 환자 치료를 위해 생활치료센터를 운영해 중증 환자를 위한 여유병상을 확보할 수 있도록 하였다. 격리, 입원자에게 생활지원비 및 유급휴가비가 지급된다(보건복지부, 2021).

현재 비대면 의료를 뜻하는 '원격의료'는 의료법 제34조에서 "의료인(의료업에 종사하는 의사·치과의사·한의사만 해당한다)이 정보통신 기술을 활용하여 먼 곳에 있는 의료인에게 의료 지식이나 기술을 지원하는 것"으로 정의되어 있으며, 환자나 일반인이 아닌 의료인만을 대상으로 하고 있다. 이에 비해 비대면 의료를 시행하고 있는 거의 모든 국가에서 비대면 의료는 환자를 대상으로 하고 있다. 미국 보건 자원서비스청health resources and services administration, HRSA에서는 비대면 의료telehealth를 "먼 거리 소재 의료기관, 환자, 의료 공급자를 대상으로 건강 관련 교육, 공공보건, 건강관리 등을 지원하기 위해 전자정보통신 기술을 활용하는 것"으로 정의하고 있다. 유럽, 호주, 일본 등 비대면 의료를 허용하고 있는 국가에서의 정의는 이와 유사하며, 모두 환자를 대상으로 하고 있다(김종엽·이관익, 2020).

정보통신 기술ICT의 발달은 의사가 비대면 상황에서 환자를 진료하는 것을 가능하게 하는데, 특히 포스트코로나 시대에 원격의료가 코로나19 사태와 같은 감염병의 유행 및 그로 인한 의료 인력과 시설 부족 등을 해결할 방법으로 떠오르고 있다. 지엠 인사이트GM insights의 분석에 따르면 세계 원격의료 시장은 2019년 455억 달러에서 2026년 1755억 달러로 연평균 21.3%씩 성장할 것으로 전망된다. 원격의료를 본격화하고자

하는 각국의 움직임도 활발하다. 미국, 일본, 프랑스, 호주에서는 환자 집중을 막기 위한 일환으로 비대면 영상의료가 실행되고 있으며, 의료 시스템 부하 경감 효과가 제시되고 있다. 미국은 대면 진료와 동등한 수가를 적용하고 있고 일본도 진료 과목을 확대하는 등 원격진료 적용 범위를 늘려 가고 있다. 중국 또한 원격진료에 의료보험을 적용하고 있다. 프랑스는 의사 인력이 지속해서 감소하면서 이에 대한 대책으로 공중위생법에 정보통신 기술을 이용한 환자와 의사 간의 원격진료를 의료 행위로 규정했다. 국토가 넓어 병원을 가지 못하는 사람이 많은 호주에서는 진료, 재활치료, 심리상담 등 일반의료 서비스를 가정에서 원격의료로 받을 수 있다. 원격의료 관련 장비를 설치한 병원은 투자금을 일부 지원받고, 환자와 전문의 모두 국가 의료보험의 혜택과 인센티브를 받았다. 하지만 한국에서는 원격의료가 현행법상 불법이다. 스마트폰을 이용한 심전도 측정은 2020년 규제가 풀려 가능하게 되었는데 이를 이용해 심전도 데이터를 스마트폰에 저장할 수 있으며 부정맥 진단 효과도 있다는 긍정적인 조사들이 나왔다. 한편 코로나19 사태로 보건복지부가 한시적으로 전화 의료상담을 허용했지만, 법과 제도가 바뀌지 않은 상황이라 현장에서는 여러 문제가 발생했다. 한국은 지난 2002년 의료법 개정을 통해 처음으로 원격의료 시스템을 도입하면서 의사-의료인 간의 원격의료가 가능해졌다. 그러나 이는 실질적인 진료가 아닌 자문만 주고받는 정도이다(김수진, 2021).

한국에서는 규제로 인해 원격의료가 수행되고 있지 않지만, 전 세계에서는 코로나 팬데믹으로 비대면 진료가 활성화되면서 원격의료가 급속히 행해지고 있다. 포천 비즈니스 인사이트는 '코로나가 원격의료에 불을 붙였다'고 평하며, 연평균 25%씩 성장할 것이라고 전망했다. 지난해 미국 시애틀 어린이병원은 전체 진료의 80%를 비대면 원격으로 전환하였고, 소아환자의 증상을 스마트폰 동영상으로 찍어 의사에게 보내 진료에 사용하기도 한다. 워싱턴대학병원은 임산부에게 태아 심장음을 청취하는 도플러 기기를 제공하고, 집에서 녹음한 소리를 전송하게 하여 태아 진료에도 사용한다.

미국 정부는 원격과 대면 진료에 같은 치료비를 인정하고, 거주지와 상관없이 연방정부 건강보험에서 원격진료를 지원한다. 중국은 전체 진료의 절반 이상을 원격으로 할 것을 권장하며, 환자의 의료 정보에 어디서나 접근할 수 있는 클라우딩 시스템도 구축 중이다. 호주 정부는 원격진료 시스템 '헬스 다이렉트'를 개발하여 의료기관에 보급하고 있다. 노르웨이에서는 전국 보건소 의사가 원격진료를 시행한다(김철중, 2021).

원격진료는 의료 서비스의 전달 방식이 보다 다양하고 효율적으로 이루어지며, 데이터에 근거한 환자 중심의 의료 서비스를 제공할 수 있는 큰 장점을 가지고 있다. 보건의료기관 및 의료진 측면에서의 비대면 의료의 장점으로, 의료기관을 안전하게 격리하면서도 환자 수 감소를 최소화할 수 있다는 점을 들 수 있다. 또한 환자의 상태를 면밀히 다각도로 파악할 수 있어서 환자 맞춤형 건강 관리 방법을 제공할 수 있으며 향상된 의료 정보 시스템을 활용하게 됨으로써 의료 서비스 질 제고가 가능한 점, 주치의 개념 형성으로 1, 2차 의료기관이 예방의료의 중심 역할을 수행하는 점과 같은 긍정적인 효과가 기대된다. 또한 의료자원과 의료공급량이 부족한 의료취약지역 내 의료접근성 향상, 의료취약계층인 고령자와 이동이 불편한 장애인 등의 비대면 진료가 가능해짐으로써 의료취약계층의 의료복지 실현 등의 장점이 있을 수 있다(김종엽·이관익, 2020).

COVID-19 이후 또 다른 전염병이 유행할 경우 의료기관을 통한 원격의료를 이용한다면 환자와 의료진 모두에게 안전한 의료 서비스가 적용되어 전염병의 위험에서 벗어날 수 있다. 이러한 원격의료를 응용해서 개인별 진단 키트나 소형 진단 장비를 보급, 의심되는 환자들의 데이터를 수집하고 의료진과의 원격의료를 통해 진단과 치료가 가능하다면 COVID-19 이후의 전염병에 대한 확실한 대응책이 될 수 있겠다.

# 3.                                    변이 바이러스

바이러스가 체내에 침투하면 면역계를 혼란에 빠뜨리며 세포를 파괴한다. 그 후 인체 내부에 존재하는 B세포가 해당 바이러스를 인식하는 항체를 생산하고, 그 항체에 의해 바이러스의 활성이 감소된다. B세포 중 일부는 이 바이러스를 퇴치하는 항체 생산법을 기억해 이후에 동일한 바이러스가 체내에 침투했을 때 신속히 대량으로 항체를 생산한다. 백신은 이러한 면역체계를 이용해 바이러스의 일부를 체내에 주입해 항체 생산을 훈련하고 기억하도록 유도하는 약이다. 아이들이 홍역, 풍진 등 위험한 바이러스성 질병에 걸리기 전에 예방주사(백신)를 맞는 이유가 이 때문이다. 다만 바이러스는 변이가 심해서 항체가 작용하는 부위에 돌연변이가 생기면 항체가 제대로 작용하지 않는다. 인플루엔자 백신이 매년 새로 만들어지는 이유이다(Yamanaka Shinya, 2021).

SARS-CoV-2의 변이 바이러스가 국내외에서 지속적으로 검출되고 있다. 변이 바이러스는 감염병의 유행 과정에서 자연스럽게 발생하는 것으로서, SARS-CoV-2는 최초 발생 이후 시간이 지나면서 여러 가지 유전형으로 변이되어 왔다. 세계보건기구는 병원체의 전파력과 중증도, 백신 효과 등을 고려하여 주요 변이 바이러스를 지정하고 있다(사이언스타임즈, 2021).

SARS-CoV-2를 현미경으로 관찰하면 바이러스 막의 바깥쪽 표면에 돌기 형태의 단백질(스파이크단백질)이 관찰되는데, 이는 코로나바이러스에 공통되는 특성으로 그 스파이크단백질의 형태가 태양의 코로나와 비슷해 코로나바이러스라는 이름이 명명되었다. 스파이크단백질은 숙주세포(인체 내 세포)와 결합하여 바이러스가 숙주세포로 침투하도록 한다. SARS-CoV와 MERS-CoV의 스파이크단백질 모양은 상이한데, 그 모양 차이로 인해 두 바이러스는 서로 다른 수용체를 활용해 숙주세포와 결합한다. SARS-CoV는 ACE2angiotensin converting enzyme 2, MERS-CoV는 DPP4dipeptidyl peptidase 4, CD26를 수용체로 활용한다(Jie Cui·Fang Li·Zheng-Li Shi, 2019). 극저온전자현미경Cryo-EM 분석을 통해 SARS-CoV-2의 3차원 입체 구조가 밝혀졌는데, SARS-CoV-2와 SARS-CoV의 스파이크단백질이 상당히 비슷한 형태임을 알 수 있었다(Alexandra C. Walls et al., 2020). SARS-CoV와 동일하게 SARS-CoV-2도 ACE2 수용체를 통해 숙주세포의 표면에 부착되며 그 스파이크단백질과 ACE2의 결합체의 분자 구조도 밝혀졌다(Jie Cui·Fang Li·Zheng-Li Shi, 2019). SARS-CoV-2와 숙주세포가 결합하는 것만으로 바이러스가 세포에 침투하지는 않으며, 결합 이후 숙주세포에 존재하는 단백질 분해효소가 스파이크단백질의 일부분을 절단한 후에 바이러스가 세포 내로 침투한다. SARS-CoV-2의 경우 호흡기 세포막에 있는 TMPRSS2transmembrane protease serine subtype 2를 단백질 분해효소로 사용한다(Markus Hoffmann et al., 2020). SARS-CoV-2가 SARS-CoV보다 숙주세포의 ACE2에 더 강하게 결합하고, 스파이크단백질의 일부분이 단백질 분해효소에 의해 더 쉽게 잘라질 수 있도록 변형되어 있다는 점이 SARS-CoV-2가 SARS-CoV보다 전파 속도가 빠른 이유로 제시되고 있다.

코로나바이러스와 숙주세포의 결합은 바이러스 감염의 첫 번째 과정인데, 이 과정을 차단하는 전략이 백신 및 치료제 개발에 활용되고 있다. 모더나 백신 mRNA-1273가 그 사례인데, 스파이크단백질의 유전 정보를 보유하는 mRNA를 체내에 주사함으로써, SARS-CoV-2의 스파이크단백질과 유사한 '가짜 pseudo 스파이크단백질'이 체내에서 생성된다. 가짜 스파이크단백질로 인해 체내의 면역세포가 바이러스에 저항하는 항체를 생성하게 된다. 외부에서 가짜 스파이크단백질을 직접 제조해 인체 내부로 투여할 수도 있지만, 이 경우에는 백신 개발에 더 오랜 기간이 필요하다. mRNA-1273가 가짜 스파이크단백질을 생성한다면, '가짜 수용체'를 만드는 전략도 있다. 중국에서 개발한 COVID-19의 초기 치료제 후보 물질인 '재조합 ACE2'

가 그것인데, ACE2 수용체를 제작한 뒤 인체에 투여하는 원리로 SARS-CoV-2를 중화한다는 의미에서 중화 단백질 의약품으로도 불린다. 이 치료제는 유입된 바이러스가 재조합 ACE2를 진짜 수용체로 인식하여 결합하도록 하는데, 가짜 수용체와 결합한 바이러스는 자연적으로 사멸한다(김호민, 2020).

SARS-CoV와 SARS-CoV-2의 스파이크단백질 구조가 유사하다는 점에 착안해 기존에 개발되고 있던 SARS-CoV 중화 단백질 의약품 중 일부를 COVID-19 치료제로 활용하고자 하는 시도가 행해지고 있다. 한국화학연구원에서는 컴퓨터를 이용한 분자 구조 시뮬레이션을 통해 기존 SARS 중화항체 두 개와 MERS 중화항체 한 개가 SARS-CoV-2와 결합할 수 있을 것으로 예측하였다(Tamina Park et al., 2020).

유전자를 구성하는 염기서열의 변화로 유전 정보가 바뀐 유전자를 그 유전자의 변이체라 한다. 염기서열은 전사, 번역되어 단백질의 구성 요소인 아미노산을 생산하는데, 염기서열이 흐트러지거나 염기 중 일부가 바뀌면 유전 정보에 오류가 발생하여 아미노산 조합의 최종산물인 단백질에 변화가 생길 수 있다. 바이러스는 종에 따라 유전체가 RNA일 수도 있고 DNA일 수도 있는데, RNA는 DNA보다 불안정하고 복제 과정에서 변이 발생 빈도가 높다. SARS-CoV-2의 유전체는 RNA이다.

SARS-CoV-2 변이체는 SARS-CoV-2의 스파이크단백질 변이로 바이러스의 전파능력이 높아질 수 있지만, 반면에 외피 단백질 변이가 독성을 약화시킬 수도 있다. 이는 역사적으로 바이러스가 출현 후 시간이 갈수록 전파력은 높아지고 독성은 감소하는 방향으로 진화되는 추세를 보인 점과 유사하다.

일부 코로나바이러스에서 유전체의 일부가 삭제되어 스스로 증식을 억제하는 경우가 발생되기도 한다. 이 결손간섭바이러스로 인해 바이러스의 로드가 변동되며, 이것이 바이러스의 지속 감염이 가능한 원인이라 여겨진다. 코로나바이러스에서 다양한 바이러스가 발생하는 이유는 원래 숙주뿐만 아니라 새로운 숙주에도 감염되어 숙주 범위가 넓어지고 다양해졌기 때문이다. 코로나바이러스는 새로운 숙주에 감염되기 위해, 새로운 숙주에서 더 잘 적응하기 위해, 장기친화성의 범위를 넓히면서 계속 진화하고 있다.

코로나바이러스는 유전체의 재조합으로 인해 변이 바이러스가 빈번히 발생하는데, 이는 바이러스 RNA의 비연속적인 전사 과정으로 인해 동종 재조합뿐만 아니라 이종 재조합이 발생하기 때문이다. 여러 차례의 동종 재조합의 결과로 인간 코로나바이러스 중 하나인 HCoV-NL63가 생겼고, 인간 코로나바이러스 OC43 genotype B와 C가 재조합되어 OC43 genotype D가 되었으며, 인간 코로나바이러스 HKU1에서도 다양한 재조합이 발생하였다. 돼지에 감염되던 코로나바이러스가 재조합 결과로 개에 감염되는 새로운 코로나바이러스가 되기도 했다. 2003년부터 2018년 11월까지 추합된 총 339개 SARS-CoV와 SARS-CoV 관련 코로나바이러스 샘플 중 사람에게서 분리한 274개의 SARS-CoV와 사향고양이와 박쥐에서 분리한 각 18개와 47개의 SARS-CoV 관련 코로나바이러스 염기서열이 분석되었다. 그 결과, 여러 종류의 박쥐에 있는 SARS-CoV 관련 코로나바이러스가 수차례 재조합되어 인체에 유해한 SARS-CoV가 발생되었음이 밝혀졌다.

다양한 숙주에 감염될 수 있는 여러 종류의 바이러스가 동시에 한 숙주에 감염될 경우 이종 재조합이 발생한다. 한국에서 유행했던 리니지 5 MERS-CoV는 2014년부터 사우디아라비아에서 유행한 MERS-CoV인데 리니지 3 MERS-CoV와 리니지 4 MERS-CoV가 재조합되어 발생한 바이러스이다. 이종 재조합의 결과로 일부 코로나바이러스는 인플루엔자 C 바이러스 단백질을 보유하고 있는데, 이는 작은 스파이크로서 바이러스 외피에 존재한다. RNA 중합효소는 바이러스를 복제할 때 오류 빈도가 높으며 이로 인해 발생하는 변이들이 보고되었다. 박쥐의 SARS 관련 코로나바이러스 스파이크가 박쥐에서 중간 숙주인 너구리나 사향고양이를 거쳐 그다음에 사람에게 감염되기 위해서는 스파이크 유전자 변이가 발생하여 새로운 숙주에 빠르게 적응해야 한다. 이와 같이 새로운 숙주에 적응하기 위한 스파이크단백질의 변이가 숙주 범위 변이이다. SARS-CoV나 MERS-CoV뿐만 아니라 약 200년 전에 박쥐 유래 알파 코로나바이러스로부터 229E가 발생하였고, 약 120년 전에 소 코로나바이러스로부터 OC43가 발생한 것을 보면 바이러스는 숙주 범위 변이를 지속해 왔다고 할 수 있다. 스파이크는 바이러스의 외부에 노출된 단백질로서 숙주의 저항에 대응하기 위해서도 빈번하게 변이된다.

영국 남동부 지역에서 발견된 SARS-CoV-2 변이는 SARS-CoV-2 VUI 202012/01 또는 B117이라고 명명되었다. 영국에서는 B117은 이전의 다른 변이 바이러스보다 전염성이 강하고 유전적으로 특이하지만 변종 슈퍼바이러스는 아니며, 기존 SARS-CoV-2 변이체의 일종임을 발표하였다(안광석, 2021).

발생 초기의 SARS-CoV-2와 비교해서 감염력과 병원성이 증가한 바이러스 숙주가 발생하고 있다. 현재까지 알려진 바로는 영국에서 전염이 확대된 알파변이(B.1.1.7), 남아프리카에서 전염이 확대된 베타변이(B.1.351), 브라질에서 전염이 확대된 감마변이(P1), 인도에서 전염이 확대된 델타변이(B.1.617.2)가 있다. 2021년 초기에는 알파변이가 주를 이루었으며, 2021년 9월 델타변이가 영국, 호주, 아프리카, 아시아, 북미, 남미 등 전 세계적으로 급속히 전파되고 있다. 델타변이는 알파변이보다 2배, 종래의 바이러스와 비교해서 1.5배 감염력이 높으며 백신 효과가 낮다는 것이 알려져 있다(Yamanaka Shinya, 2021).

「SARS-CoV-2 Delta VOC in Scotland: demographics, risk of hospital admission, and vaccine effectiveness」논문(Aziz Sheikh et al., 2021) 및「Hospital admission and emergency care attendance risk for SARS-CoV-2 delta (B.1.617.2) compared with alpha (B.1.1.7) variants of concern: a cohort study」논문(Katherine A. Twohig et al., 2021)에 의하면 델타변이 바이러스의 입원율은 알파변이의 약 2배이다. 햄스터를 이용한 논문에 의하면(Pragya D. Yadav et al., 2021), 종래형보다 병원성이 높은 결과가 제시되었다.

SARS-CoV-2, 인플루엔자, 에이즈 바이러스 등 팬데믹을 일으키는 바이러스는 대부분 RNA 바이러스이다. RNA를 합성하는 RNA 중합효소는 유전체를 복사할 때 1,000-100,000개 염기당 1개의 비율로 오류를 발생시킨다. SARS-CoV-2 유전체는 약 30,000개 염기로 이루어져 있으므로, 대략 3개의 바이러스가 생산될 때마다 1개의 변이가 생길 수 있다. 변이는 모든 생명체에서 일어나는 자연현상이며 바이러스에서 발생하는 변이에 의해 바이러스가 진화된다. 변이는 무작위로 일어나며, 변이체 중에서 환경에 가장 잘 적응하는 개체가 선택적으로 살아남는다. 변이로 바이러스가 숙주세포로 더 효율적으로 침입할 수 있거나 숙주의 면역작용을 회피할 수 있다면 바이러스 생존에 유리할 것이며 이와 같은 경우 인체에 유해한 영향을 끼친다. 반면에 변이로 바이러스 독성이 약화되어 바이러스의 생존에 불리할 수 있다(안광석, 2021).

SARS-CoV-2는 사람을 통해 전파되면서 복제하는데, 이 과정에서 영국에서 발견된 B117 계열과 인도에서 출현한 B.1.617, 남아프리카공화국에서 발견된 N501Y 등의 변이가 발생하였다. 이러한 변이된 바이러스가 심각한 영향을 미치는 이유는 기존 백신을 이용하였을 경우 예방 효과가 감소하기 때문이다. 미국 워싱턴의대가 2020년 5월 『네이처 메디신』에 발표한 논문에 따르면 변이체를 무력화하려면 기존의 투여량보다 3.5-10배 많은 양의 백신이 필요할 수 있다. 각국에서 발생이 시작된 변이 3종을 정리하면 다음과 같다(신지호, 2021).

1)  영국 변이: 영국 남동부에서 확산되었으며 전파력이 기존의 SARS-CoV-2보다 약 1.5배 증가되었다. 스파이크단백질 변이로 H69/70 결실, Y148 결실, N501Y 결실, A540D, D614G, F681H, T7161, S982A, D1118H의 변이부위를 갖는다.

2)  남아프리카공화국 변이: 남아공에서의 2차 유행 발생 및 확산에 직접적인 영향을 미쳤다. 기존의 SARS-CoV-2보다 환자 수 증가 기반 전파력이 1.5배 증

가되었다. 스파이크단백질 변이로 D80A, D215G, K417N, E484K, N501Y, D614G, A701V의 변이부위를 갖는다.

**3)** 브라질 변이: 브라질 아마존 마나우스에서 발생하였다. 스파이크단백질 변이로, L18F, T20N, P26S, R190S, K417T, E484K, N501Y, D614G, H655Y, T10271, V1176F의 변이부위를 갖는다.

※ H69/70 RUFTLF: S 유전자를 타깃으로 하는 진단제품이 사용될 경우 위음성을 나타낼 수 있다.
N501Y: 숙주세포 수용체 결합부위로 전파력에 영향을 미칠 수 있다.
E484K: 항체회피 기능을 갖는 부위로 항체 기반 치료제 효과에 영향을 미칠 수 있다.

이 밖에도 2021년 5월, 인도에서 확산된 새로운 변이형 바이러스가 있는데, 이는 바이러스를 구성하는 아미노산의 변화 양상에 의해 3종류의 하위그룹(B.1.617.1, B.1.617.2, B.1.617.3)으로 분류된다. B.1.617.1은 G142D, L452R, E484Q, P681R의 변이가 모두 발생한 것이며, B.1.617.2는 G142D, L452R, P681R의 변이가 발생한 것, B.1.617.3는 L452R, E484Q, P681R이 발생한 것이다. 이때 X숫자Y의 형태로 쓰이는 것은 몇 번째의 아미노산인 X가 Y로 바뀌었다는 의미이다. 즉 G142D의 경우 바이러스를 구성하는 아미노산 서열 중에 142번째의 아미노산에 해당하는 G(글라이신)가 D(아스파르트산)로 변화되었다는 것을 의미한다. 세계보건기구는 B.1.617.1을 카파변이, B.1.617.2를 델타변이로 명명하였다(Yamanaka Shinya, 2021).

B117 변이는 2020년 9월에 발생한 이래로 11월 중순에 런던과 영국 남동부 지역 환자의 약 30%에서 발견되었다. B117 변이는 우한 바이러스와 비교하였을 때 30,000개 염기 중에서 29개가 다르며 이 중 6개는 염기 배열은 상이하지만 아미노산 서열에 영향을 주지 않는 침묵 돌연변이silent mutant이다. 즉, SARS-CoV-2 중의 17개 염기서열의 변화에 의해 바이러스의 아미노산 서열이 변화하였고 이에 단백질의 구조가 변화되었다고 할 수 있다(Andrew Rambaut et al., 2020). 구체적인 아미노산 변형 부위와 개수는, 주요 유전자인 ORFopen reading frame1a 및 ORF1b 영역에서 3개의 변형, 스파이크단백질에서 2개의 결실 및 6개의 변형, ORF8에서 3개의 변형, 뉴클레오타이드단백질에서 2개이다.

이 중 스파이크단백질에 발생하는 변이를 특히 주시할 필요가 있는데, 바이러스 표면에 돌기 형태로 발현하는 스파이크단백질은 숙주세포 수용체인 ACE2와 결합해서 침입하는 데 필수적이기 때문이다. 실제로 현재까지 개발되고 있는 백신 대부분이 스파이크단백질을 무력화하는 중화항체를 유도하도록 설계되고 있다. N501Y 변이는 인간 ACE2 수용체와 결합하는 스파이크의 맨 끝 부위에 발생하며, 스파이크단백질의 구조를 변화시켜 면역반응을 회피하는 데 관여하는 것으로 추정된다. 그리고 P681H 변이는 코로나바이러스에서 가장 가변성이 높으며, 바이러스가 인간세포로 침투하는 과정에서 핵심 역할을 하는 퓨린 절단 부위 바로 옆에 위치한다(안광석, 2021).

영국에서 B117 변이가 발견된 시점에 남아프리카공화국에서도 변이가 발생하였는데, 그중 3개(K417N, E484K, N501Y)는 ACE2 수용체와의 결합에서 기능적 역할을 할 것으로 추정된다(Houriiyah Tegally et al., 2020).

백신의 타깃인 스파이크단백질에 나타난 돌연변이 이외에도 ORF8 유전자에 발생한 변이에도 주목해야 한다. ORF8이 번역되어 76개의 아미노산으로 이루어진 외피 단백질envelope protein이 합성되는데, 외피 단백질이 손실되면 코로나바이러스는 독성이 약화된다(Marta L. DeDiego et al., 2008). 이 때문에 바이러스 외피 단백질을 표적으로 한 치료제 개발이 시도되고 있다. B117 변이체의 외피 단백질에서 Q27 정지, R52I, Y73C 아미노산 부위에 변이가 발생하였는데, Q27 정지변이는 27번째 아미노산인 Q(글루타민)에서 외피 단백질 합성이 멈추었음을 의미한다. 또한 외피 단백질의 C 말단으로부터 4개의 아미노산(73-76번째 아미노산)은 염증 관련 숙주 단백질과의 결합에 관여한다. 4개의 아미노산 서열이 바뀌면 결합하는 염증 단백질의 종류가 바뀌고 염증반응의 성격이 달라져서 독성에 영향을 미친다. 따라서 4개의 아미노산 중 첫 번째(전체 단백질 구성 아미노산 중 73번째) 아미노산이 Y에서 C로 변한 Y73C 변이도 독성에 영향을 줄 것으로 예상된다. 결론적으로 B117 바이러스는 Q27 정지와 Y73C 변이 때문에 독성이 약화되었을 가능성이 높다(안광석, 2021).

바이러스 유전체가 인체의 숙주세포 내에서 전사, 번역되면서 자연적으로 매달 1, 2개의 변이가 발생한다고 알려져 있는데, 영국에서 발견된 B117에서는 23개의 변이가 군집으로 발생하였다. 특히 변이가 스파이크 유전자와 외피 단백질을 암호화하는 ORF8에 집중적으로 분포하는 특징을 나타내었다.

「Hospital admission and emergency care attendance risk for SARS-CoV-2 delta (B.1.617.2) compared with alpha (B.1.1.7) variants of concern: a cohort study」 논문(Katherine A. Twohig et al., 2021)에 의하면, 화이자 백신을 2회 접종한 경우의 델타형 바이러스에 대한 감염억제 효과는 79%이며, 알파형 바이러스에 대한 감염억제 효과인 92%보다는 낮지만, 높은 효과를 나타낸다

고 할 수 있다. 관련 기사(Public Health England, 2021)에 의하면 화이자 백신을 2회 접종한 경우와 1회 접종한 경우 각각 델타변이 바이러스에 의한 입원을 96%, 94% 감소시켰다고 하였다. 또한 영국공중위생청은 델타 바이러스의 발병이 화이자 백신 2회 투여에 의해 88% 예방되었다고 공표하였다.

「Infection and Vaccine-Induced Neutralizing-Antibody Responses to the SARS-CoV-2 B.1.617 Variants」 논문(Venkata-Viswanadh Edara et al., 2021)에 의하면, 모더나 백신 및 화이자 백신 2회 접종군의 경우, 기존 코로나바이러스에 의한 중화활성 대비 델타형 코로나바이러스에 의한 중화활성은 1/3, 카파형 변이의 경우에는 1/7 수준으로 나타났다.

「Neutralizing antibody activity against SARS-CoV-2 VOCs B.1.617.2 and B.1.351 by BNT162b2 vaccination」 논문(Emma C. Wall et al., 2021)에 의하면, 화이자 백신 2회 접종군의 경우, 기존 코로나바이러스에 의한 중화항체 생성량 대비 알파형 코로나바이러스에 의한 중화항체 생성량은 1/2.6, 델타형은 1/5.8 수준으로 나타났다. 종래의 바이러스에 대해서는 1회 접종을 한 경우에도 많은 사람에게서 충분한 양의 중화항체가 가능하지만, 델타형에 대해서는 2회 접종이 필요한 것을 시사하였다.

미국 CDC는 2021년 7월 30일에 델타형 변이 바이러스의 감염력에 대한 속보를 공표하였다(Catherine M. Brown et al., 2021).

매사추세츠주에서는 대상자의 약 70%가 백신접종을 완료하였는데, 7월에 행해진 복수의 대규모 행사에서 클러스터가 발생하여 469명이 감염되었다. 이 중 346명은 백신 접종을 완료한 사람이었는데, 346명 중 274명이 발병하였다. 유전자 해석 결과, 감염자의 90%로부터 델타형 변이 바이러스가 검출되었으며, 백신 접종자와 비접종자 사이에서 바이러스 양의 차이는 없었다. 이와 같은 분석 결과는 백신 접종을 완료한 사람이라도 다른 사람을 감염시킬 수 있다는 것을 의미한다.

최근 한국화학연구원에서는 SARS-CoV와 MERS-CoV가 코로나바이러스의 하위개념이기 때문에 SARS와 MERS 항체가 COVID-19 백신 및 치료제에도 적용될 수 있다고 발표하였다. 하지만 2003년 SARS와 2015년 MERS 사태 뒤에 해당 바이러스에 대한 효과적인 백신은 만들어지지 않았으며, SARS 및 MERS 백신을 개발하던 기업은 이윤이 적거나 투자가 부족하였기 때문에 관련 실험이 중단되었다. 세계보건기구가 위험군으로 분류한 11개 바이러스의 백신을 개발하는 데 백신 한 개당 평균 28억 달러(약 3조 원)가 소요되는데, CEPI가 현재까지 기부받은 금액은 8억 달러에 그친다. 1994년에 유엔과 세계보건기구가 만든 국제백신연구소는 2003년에야 본부가 설립되었고 그해의 백신 관련 수입이 3000만 달러에 지나지 않는다(마이크 데이비스 외, 2020).

# 6장

---

## 의과학 논문 총설

SARS-CoV-2 및 COVID-19에 대해 과학 및 의학적 측면에서 연구 논문 및 총설 논문이 전 세계적으로 활발히 발표되고 있는데, 이러한 공개된 정보는 백신 및 치료제 개발에 사용될 객관적인 정보를 제공할 뿐만 아니라, SARS-CoV-2의 특성 파악을 통해 향후 유사 신종 바이러스가 발생하였을 시의 대처 방안 등에 참고가 될 수 있다.

필자의 항체를 바탕으로 한 진단 및 치료제 개발에 관련한 연구 경험을 바탕으로, 아래에 SARS-CoV-2 및 COVID-19에 대해 전반적인 내용을 아우르고 있는 대표적인 총설 논문을 번역, 요약, 정리하여 기술하였다. 특히 영향력 지수impact factor가 높고 분야별 상위 1% 이내이며, 오픈 액세스로 출간된 논문 가운데 바이러스에 관한 설명, 진단 기술에 대한 설명, 백신에 대한 설명이 중점적으로 기술된 논문 세 편을 선별하였다. 의과학적 전문저널을 인용하여 기술된 저명한 국제 논문을 알기 쉽게 한국어로 번역, 정리하여 소개함으로써 독자들이 과학적 근거에 의한 SARS-CoV-2 및 COVID-19 정보를 획득하는 데 도움이 되고자 한다.

**1)** 『네이처 리뷰 마이크로바이올로지Nature Reviews Microbiology』
(Impact factor 2019: 34.209, JCR 2020 기준 Microbiology 분야 상
위 1위)에 2020년 10월 6일에 게재된 「Characteristics of
SARS-CoV-2 and COVID-19」[1] 의 내용 일부를 요
약 정리하면 다음과 같다.

● 서론: 코로나바이러스는 다양한 동물을 감염시키
며, 인간에게 경증에서 중증의 호흡기 감염을 일으킬
수 있다. 2002년과 2012년에 각각 동물 기원의 고병
원성 코로나바이러스인 SARS-CoV와 MERS-CoV
가 인간에게서 발생하여 치명적인 호흡기 질환을 일
으키면서 코로나바이러스가 21세기의 새로운 공중
보건 문제로 제기되었다[2]. 2019년 말, SARS-CoV-2
로 명명된 신종 코로나바이러스가 중국 우한시에 출
현하여 바이러스성 폐렴을 일으켰다. COVID-19이
라고 명명된 본 감염증은 전염성이 높아 전 세계적으
로 빠르게 확산되었다[3, 4]. 감염자 수와 전염 지역의
공간적 범위 측면에서 COVID-19은 SARS와 MERS
보다 극심한 위험성을 나타내었고, COVID-19의

지속적인 발생은 전 세계 공중보건에 엄청난 위협을 가했다[5, 6]. 본 리뷰 논문에서는 SARS-CoV-2 및 COVID-19의 특성에 대해 요약한다. 최근에 발표된 연구 결과를 바탕으로 하여 SARS-CoV-2의 유전적 특성 및 인수공통전염병 기원과 수용체 결합을 다루고, COVID-19의 임상적 특징, 역학적 특징, 진단과 대책에 대해 논의한다.

● 출현과 확산: 2019년 12월 말, 중국 후베이성 우한의 여러 의료시설에서 원인 불명의 폐렴 환자 집단이 보고되었다[7]. SARS 및 MERS 환자와 유사하게 이 환자들은 발열, 기침 및 가슴 통증을 포함한 바이러스성 폐렴의 증상을 나타내었고, 심한 경우 호흡 곤란 등을 나타내었다[7, 8]. 27명의 입원 환자 중 대부분은 역학적으로 우한 시내에 위치한 화난 해산물 도매시장과 관련이 있었다. 12월 31일 우한시 보건위원회는 원인 불명의 폐렴 발병을 대중 및 세계보건기구에 알렸다.

중증 폐렴 환자의 기관지 샘플에서 게놈 RNA 시퀀싱 및 바이러스 분리를 통해 이 새로운 질병의 원인이 기존에 볼 수 없었던 베타 코로나바이러스임을 확인했다[7, 9, 10]. 이 신종 코로나바이러스의 첫 번째 게놈

서열이 2020년 1월 10일 웹사이트(https://virological.org/)
에 게시되었으며, 보다 완전한 게놈서열이 타 연구그
룹에 의해 1월 12일 GISAID 데이터베이스에 공개되
었다[8]. 이후 화난 수산물 도매시장을 방문하지 않은
환자가 더 많이 확인되었고 가족 감염이 보고되었으
며 의료시설 내 감염도 발생하였는데, 이러한 사례는
신종 바이러스의 확산이 사람 간 전염에 의한 것이라
는 증거가 되었다[5, 11, 12, 13]. 이 신종 코로나바이러
스 폐렴은 곧 후베이성의 다른 도시와 중국의 다른 지
역으로 퍼져 한 달 만에 중국의 34개 성 전체에 확산
되었고, 확산 사례가 급증하여 매일 수천 건이 진단되
었다. 1월 30일 세계보건기구는 신종 코로나바이러스
발병을 국제적으로 우려를 끼치는 공중보건 비상사
태로 선포하였다[14]. 2월 11일 국제바이러스분류위원
회는 신종 코로나바이러스를 SARS-CoV-2로 명명
하였고 세계보건기구는 이 바이러스에 의한 질병을
COVID-19으로 명명하였다[15].

중국에서 2월에 하루 평균 신규 COVID-19 확진
자가 3,000명을 넘어섰다. 이를 통제하기 위해 중국
은 엄격한 공중보건 조치를 시행하여 우한시는 1월
23일 폐쇄되었고 도시를 연결하는 모든 여행과 교통

이 차단되었다. 몇 주 동안 모든 야외 활동과 모임이 제한되었으며 대부분의 도시와 시골에서 공공시설이 폐쇄되었다[16]. 이러한 조치로 인해 중국의 일일 신규 확진자 수는 꾸준히 감소하였다[17]. 하지만 중국의 감소세에도 불구하고 2월 말부터 SARS-CoV-2의 전 세계적인 확산 속도가 증가하였고[16], 2020년 3월 11일 세계보건기구는 공식적으로 전 세계에서의 COVID-19 발병을 팬데믹으로 규정하였다.

유전적 증거에 따르면 SARS-CoV-2는 동물에서 유래했을 가능성이 있는데, 바이러스가 언제 어디에서 처음 인간에게 유입되었는지에 대한 결론은 아직 명확하지 않다. 프랑스에서 실시된 연구에서는 2019년 말 폐렴 환자의 샘플에서 PCR로 SARS-CoV-2를 검출했는데, 이는 SARS-CoV-2가 일반적으로 알려진 발병 시작 시간보다 훨씬 일찍 존재하였음을 시사한다[18]. 하지만 이 보고는 SARS-CoV-2의 기원에 대한 확실한 답을 제시할 수는 없으며 위양성 결과를 배제할 수 없다.

● 동물 숙주와 확산: 중간 숙주는 바이러스 발병에서 중요한 역할을 한다. SARS-CoV의 숙주는 사향고양이였고, MERS-CoV의 경우에는 낙타였는데, 이 두

가지 중간 숙주에 의해 운반되는 바이러스 균주는 인간의 해당 바이러스와 게놈서열 동일성이 99% 이상이었다[2]. 박쥐는 알파 코로나바이러스와 베타 코로나바이러스의 자연 숙주로 간주된다. 중국 윈난성에서 발견된 박쥐(학명: Rhinolophus affinis) 코로나바이러스 RaTG13의 게놈서열은 SARS-CoV-2와 96.2% 동일하며[10], 윈난성에서 채취한 박쥐(학명: Rhinolophus malayanus)의 바이러스인 RmYN02의 게놈서열은 SARS-CoV-2와 93.3% 동일하였다[19]. 또한 계통 발생 분석에 따르면 중국 동부의 박쥐(학명: Rhinolophus pusillus)에게서 검출된 박쥐 코로나바이러스 ZC45 및 ZXC21도 SARS-CoV-2 계통에 속한다[20]. 이러한 높은 유전적 유사성은 SARS-CoV-2가 박쥐에서 유래했을 가능성이 있다는 가설을 뒷받침한다[21].

현재까지 천산갑이 SARS-CoV-2의 출현에 직접적으로 관여하였다는 증거는 없으나, SARS-CoV-2와 관련된 박쥐 이외의 숙주로 천산갑이 대두되고 있다. 2017년부터 2019년까지 동남아시아에서 중국 남부로 밀수된 말레이 천산갑의 조직에서 여러 SARS-CoV-2 관련 바이러스가 확인되었기 때문이다[22, 23, 24]. 밀수된 천산갑의 염기서열을 분석한 결과, 광동성 균주는 서로 간에 99.8%의 염기서열 동일성을 가지고 있었고, 이들은 SARS-CoV-2와 92.4%의 동일성을 나타내었다[24]. 특히, 광동 천산갑 코로나바이러스의 RBD는 SARS-CoV-2의 RBD와 매우 유사하였다. 이들 바이러스의 수용체 결합 모티프<sup>RBM</sup>(RBD의 일부)는 SARS-CoV-2의 아미노산과 한 개의 차이만을 가지며, 수용체에 대한 5개의 중요 잔기 모두가 SARS-CoV-2의 것과 동일하였다[23]. 광시성에서 보고된 천산갑 코로나바이러스는 SARS-CoV-2와 85.5%의 게놈서열 동일성을 나타내었으며, 이는 광동성 계통과 비교하였을 때 상대적으로 낮은 수치였다[22].

RaTG13, RmYN02, 천산갑 코로나바이러스의 검출은 SARS-CoV-2와 유사한 다양한 코로나바이러스가 야생 동물에게서 순환하고 있음을 의미한다. 과거 연구에서 SARS-CoV와 같은 일부 살베코바이러스<sup>sarbecoviruses</sup>의 잠재적인 기원으로 재조합 바이러스가 나타났기 때문에 서로 다른 코로나바이러스 간의 바이러스 RNA 재조합이 SARS-CoV-2의 진화에 관여했음을 배제할 수 없다. 중국, 동남아시아 및 기타 지역의 박쥐, 천산갑, 기타 야생동물종을 대상으로 하는 광범위한 조사는 SARS-CoV-2의 기원을 확실시하는 데 도움이 될 것이다.

연구자들은 SARS-CoV-2 감염에 대한 가축 및 실험 동물의 감수성을 조사하였다. 이 연구는 SARS-CoV-2가 고양이와 흰 족제비의 상부 호흡기에서는 복제되는 반면에 개, 돼지, 닭 및 오리는 SARS-CoV-2에 취약하지 않음을 실험적으로 입증하였다[25]. 양식 밍크에서의 SARS-CoV-2 감염 발생에 대한 보고에 의하면, 대부분의 감염된 밍크의 증상은 미미했지만 일부는 심각한 호흡 곤란을 일으키고 간질성 폐렴으로 폐사했다[26]. 홍콩에서는 COVID-19에 감염된 사람이 가정에서 기르던 개 두 마리에서 바이러스 및 혈청학적 검사를 통하여 SARS-CoV-2의 자연적 감염에 대한 증거를 찾았지만 개는 무증상으로 나타났다[27]. 또한 COVID-19 발생 이후 우한에서 수집된 고양이 혈청 샘플에서 SARS-CoV-2 중화항체를 검출했는데, 고양이에서 인간에 이르기까지의 감염 경로는 현재로서는 불분명하다[28].

● 수용체 사용 및 병인: SARS-CoV-2는 SARS-CoV의 수용체인 ACE2와 동일한 수용체를 인식한다[10, 29]. SARS-CoV-2는 인간 ACE2 외에도 돼지, 흰 족제비, 붉은털 원숭이, 사향고양이, 고양이, 천산

갑, 토끼 및 개의 ACE2도 인식한다[10, 25, 30, 31]. 이는 SARS-CoV-2가 광범위한 수용체를 인식하기 때문에 광범위한 범위의 숙주를 가질 수 있음을 시사한다. 코로나바이러스의 S1 서브유닛을 N-말단 도메인과 C-말단 도메인의 두 가지 기능적 도메인으로 나눌 수 있는데, 구조적 및 생화학적 분석을 통해 SARS-CoV-2의 S1 C-말단 도메인에 있는 211개의 아미노산 영역(아미노산 319-529)이 RBD로 확인되었다. 이는 바이러스의 침투에 중요한 역할을 하고 중화항체의 표적부위에 해당한다[32, 33]. RBM은 ACE2 수용체(SARS-CoV-2 S 단백질의 아미노산 437-507)와의 접촉을 매개하며, SARS-CoV-2의 이 영역은 SARS-CoV와 5개의 잔기가 다른데, 이 5개의 잔기(Y455L, L486F, N493Q, D494S, T501N)는 ACE2 결합에 중요한 역할을 한다[34]. 또한 SARS-CoV-2의 RBM(아미노산 482-485)에 있는 4개 잔기(GVEG)는 SARS-CoV보다 hACE2 결합부위가 더 콤팩트하고 hACE2의 N-말단 헬릭스와 잘 접촉할 수 있다[32]. SARS-CoV-2 RBD의 구조적 특징에 의해 SARS-CoV-2의 hACE2 결합력이 SARS-CoV의 hACE2 결합력보다 높음이 생화학적 데이터를 통해 확인되었다[32, 34, 35].

다른 코로나바이러스와 유사하게 SARS-CoV-2의 경우에도 세포 내 이입 경로를 활성화하기 위한 S 단백질의 단백질 분해 처리가 필요하다. TMPRSS2 transmembrane protease serine protease 2, 카텝신 L, 퓨린과 같은 숙주 프로테아제는 S 단백질을 절단하여 SARS-CoV-2의 이입을 활성화하는 것으로 밝혀졌다[29, 36, 37]. 단일세포 RNA 시퀀싱 데이터는 TMPRSS2가 여러 조직 및 신체 부위에서 과발현되고 비강 상피세포, 폐 및 기관지에서 ACE2와 공발현된다는 것을 나타내었다[38, 39].

인간의 SARS-CoV-2 감염의 발병 기전은 중증 호흡 부전의 경미한 증상으로 나타난다. SARS-CoV-2는 호흡기의 상피세포에 결합한 다음 복제되어 기도로 이동하고 폐의 폐포 상피세포로 유입된다. 폐에서 SARS-CoV-2가 빠르게 복제되는데, 이로 인해 강한 면역반응이 유발될 수 있다. 사이토카인 폭풍 증후군은 COVID-19 환자의 주요 사망 원인으로 간주되는 급성 호흡 곤란 증후군 및 호흡 부전을 유발한다[40, 41]. 60세 이상의 고령 및 심각한 질병이 있는 환자는 급성 호흡 곤란 증후군 발생 위험 및 사망 위험이 높다[42-44]. 일부 COVID-19 사례에서도 다발성 장기 부전이 보고되었다[12, 45, 46]. COVID-19 환자의 조직병리학적 변화는 주로 폐에서 발생하였고, 기관지 상피 및 점막하선 상피뿐만 아니라 유형 I 및 유형 II 폐포, 폐포 대식세포 및 폐의 유리막에서 SARS-CoV-2가 검출되었다[12, 40, 47, 48].

SARS-CoV-2 감염 발병 기전 연구에는 영장류(붉은털 원숭이, 사이노몰구스 원숭이, 마모셋 및 아프리카 녹색 원숭이), 마우스(야생형 마우스 및 인간 ACE2 형질전환 또는 인간 ACE2 knock-in 마우스), 흰 족제비 및 골든 햄스터가 사용되고 있다[25, 30, 49-55]. 영장류 동물 모델에서 바이러스 배출, 바이러스 복제 및 SARS-CoV-2 감염에 대한 숙주반응을 포함하여 COVID-19 환자와 유사한 임상적 특징이 나타났다[50, 53, 54]. 예를 들어, 붉은털 원숭이 모델의 상부 및 하부 호흡기관에서 높은 로드의 바이러스가 감지되었고, 급성 바이러스 간질성 폐렴과 체액성 및 세포성 면역 반응이 관찰되었다[30, 56]. 고연령 원숭이는 저연령 원숭이보다 더 심한 간질성 폐렴을 나타냈다[57]. SARS-CoV-2에 감염된 인간 ACE2 형질전환 마우스에서는 전형적인 간질성 폐렴이 존재하였고, 바이러스 항원은 주로 기관지 상피세포, 대식세포, 폐포 상피에서 관찰되었다. 일부 인

간 ACE2 형질전환 마우스는 감염 후에 폐사하였다
[51, 52]. 고양이와 흰 족제비를 포함한 다른 동물 모델
에서 SARS-CoV-2는 상기도에서 증폭되었지만 심
각한 임상 증상을 유발하지는 않았다[23, 58]. 감염된
흰 족제비와 햄스터에서 직접적인 접촉과 공기를 통
한 전염이 관찰되었기 때문에 이 동물은 COVID-19
전염에 대한 연구에 사용할 수 있음이 제시되었다[58-
60]. 동물 모델은 SARS-CoV-2 감염의 발병 기전과
SARS-CoV-2의 전파를 이해하는 데 중요한 정보를
제공하며 항바이러스 치료제 및 백신의 효능을 평가
하는 데 유용하게 사용된다.

● 임상 및 역학적 특징: 모든 연령대가 SARS-CoV-2
감염에 취약하며 감염의 중앙값 연령은 약 50세이다
[12, 40, 61-63]. 그러나 임상 증상은 연령에 따라 상이하
다. 일반적으로 동반 질환이 있는 60세 이상의 노인
은 입원이 필요한 중증 호흡기 질환이 발병하거나 사
망할 가능성이 높은 반면, 젊은이와 어린이의 대부분
은 경중 질환(비폐렴 또는 경증 폐렴)만 있거나 무증상이
다[61, 63, 64]. 질병의 위험은 임산부에게서 더 높지 않
았다. SARS-CoV-2가 감염된 산모에게서 신생아에
게 전염되었다는 증거가 보고되었지만 이에 대해서

는 보다 확실한 연구가 필요하다[65, 66]. 감염 시 가장 흔한 증상은 발열, 피로 및 마른 기침이다[12, 40, 62, 63]. 이 외에 객담 생성, 두통, 객혈, 설사, 식욕 부진, 인후통, 흉통, 오한, 메스꺼움, 구토가 발생한다[12, 40, 62, 63]. 자가 보고로 후각 및 미각 장애도 보고되었다[67]. 대부분의 사람들은 1-14일(일반적으로 약 5일)의 잠복기 후에 질병의 징후를 나타냈고, 호흡 곤란과 폐렴은 질병 발병 후 중앙값 8일 이내에 발생했다.

중국에서 보고된 72,314건 사례 중 81%는 경증으로 분류되었고 14%는 중증 사례였으며 5%는 위중한 사례였다[61, 68]. 대부분의 환자가 SARS 및 MERS 환자에서 관찰된 것과 유사한 림프구 감소증을 나타냈다[12, 40, 62, 63]. 비중증 환자와 비교하여 중증 환자는 혈장 사이토카인 수치가 높았으며, 이는 사이토카인 폭풍으로 인한 면역반응을 시사한다[40, 68, 69]. 이 환자들의 약 2.3%가 질병 발병 후 중앙값 16일 이내에 사망하였다[61, 68]. 68세 이상의 남성은 심혈관 질환의 병력에 관계없이 호흡 부전, 급성 심장 손상 및 사망에 이르는 심부전의 위험이 더 높았다[68]. 대부분의 환자는 2주 만에 퇴원할 수 있을 만큼 회복되었다[61, 62].

SARS-CoV-2의 높은 전염성은 SARS-CoV-2의 독

특한 바이러스 특성에 기인할 수 있다. SARS-CoV의 전파는 주로 질병 발병 이후에 발생했으며 질병이 중증도로 진행된 이후 최고조에 달했다[70]. 그러나 상기도 샘플의 SARS-CoV-2 바이러스 로드는 증상 첫 주에 가장 높았으며 감염 초기에 인두 바이러스 유출 위험이 매우 높았다[71, 72]. COVID-19 환자가 말을 할 때의 비말로 바이러스가 전파된다. 에어로졸 입자로 알려진 더 작고 훨씬 더 많은 입자로도 전파될 수 있는데, 에어로졸 입자는 공기 중에 오랫동안 머물다가 다른 사람이 흡입할 때 폐 깊숙이 침투될 수 있다[73-75]. 흰 족제비 실험에서도 공기 중 전파가 관찰되었는데, SARS-CoV-2에 감염된 흰 족제비로부터 감염 후 최대 8일 동안 비강 세척액, 타액, 소변 및 대변에서 바이러스가 배출되었고, 간접 접촉을 한 몇 마리의 흰 족제비가 바이러스 RNA에 양성을 나타내 공기 중 전파를 시사하였다[59]. 또한 안구 표면을 통해 바이러스가 전파된다는 결과와, 대변 샘플에 SARS-CoV-2 바이러스 RNA가 장기간 존재한다는 결과도 보고되었다[76, 77]. 코로나바이러스는 며칠 동안 무생물 표면에 존재할 수 있으며, 이는 SARS-CoV-2의 경우에도 해당되기 때문에 감염 위험을 초래할 수 있다[78].

● 진단: COVID-19의 확산을 통제하기 위해서는 조기 진단이 중요하다. SARS-CoV-2의 ORF1b(RdRp 포함), N, E 또는 S 유전자를 표적으로 하는 유전자 검출 키트가 상용화되고 있다[10, 79-82]. 검출 소요 시간은 방법에 따라 몇 분에서 몇 시간까지 다양하다[79, 80, 82-84]. SARS-CoV-2는 하기도 샘플에서 많이 검출되었고[10, 71, 85-88], 호흡기 샘플이 음성인 경우에도 장관 또는 혈액 샘플에서 바이러스 핵산이 발견되었다[89]. 바이러스 로드는 질병 발병 시점에서는 최대치보다 감소할 수 있다[71, 72]. 흉부 CT는 우한에서 분자진단법의 공급이 부족하였을 때 사용되었고[90, 91], 초기에 사용하는 유전자 검사법과 병용하여 CT 스캔을 사용할 수 있음이 제안되었다[90]. N 또는 S 단백질에 대한 항체를 검출하는 SARS-CoV-2 혈청 검사는 질병 발병 후에 사용되며 분자진단의 한계를 보완할 수 있다[86, 92, 93].

● 치료: 2020년 10월 2일 현재, COVID-19에 대해 개발 중인 치료제가 약 405개 있고 318개가 임상시험 중에 있다. 공개된 임상 데이터를 바탕으로 한 SARS-CoV-2 치료법에 대해 요약하면 다음과 같다. SARS-CoV-2는 수용체로 ACE2를 사용하고 침입 활

성제로 인간 프로테아제를 사용한다. 바이러스막이 세포막과 융합하여 침입하기 때문에 이러한 침입을 방해하는 약물이 COVID-19 치료제가 될 수 있다. 우미페노비르Umifenovir(아비돌)는 인플루엔자 및 기타 호흡기 바이러스 감염의 치료를 위해 러시아와 중국에서 승인된 약물인데, S 단백질과 ACE2 사이의 상호작용을 표적으로 하여 막 융합을 억제할 수 있다. 시험관 내 실험에서 SARS-CoV-2에 대한 활성이 있는 것으로 나타났으며 임상 데이터에 따르면 로피나비르Lopinavir 및 리토나비르Ritonavir보다 더 COVID-19 치료에 효과적일 수 있다[94, 95]. 반면에 다른 임상 연구에서는 우미페노비르가 경증에서 중증도의 COVID-19 환자에게서 SARS-CoV-2 제거를 가속화하거나 예후를 개선하지 않을 수 있음을 제시하였다[96, 97]. 카모스타트 메실산염camostat mesylate은 일본에서 췌장염 수술 후 역류성 식도염 치료제로 승인되었다. 이전 연구에서는 TMPRSS2 활성을 차단하여 SARS-CoV가 세포에 들어가는 것을 방지하고 병원성 마우스 모델(마우스 적응 SARS-CoV 균주에 감염된 야생형 마우스)에서 SARS-CoV에 의한 치명적인 감염으로부터 마우스를 보호할 수 있음을 나타내었다[98, 99]. 최근의 한 연구에서 SARS-CoV-2가 인간의 폐 세포로 유입되는 것을 카모스타트 메실산염이 차단한다는 사실이 밝혀졌다[29]. 따라서 SARS-CoV-2 감염에 대한 잠재적인 항바이러스제가 될 수 있지만 아직까지는 그 효능을 뒷받침할 임상 데이터가 충분하지 않다.

● 전망: COVID-19은 현재까지 세 번째로 밝혀진 고병원성 인간 코로나바이러스 유래 질병이다. SARS와 MERS보다 치명적이지는 않지만 전염성이 강한 이 질병의 급속한 확산은 금세기 세계 보건에 가장 심각한 위협이 되었다. SARS-CoV-2의 동물 기원 및 종간 감염 경로는 아직 밝혀지지 않았으며, SARS-CoV-2 감염 병인 및 바이러스-숙주 상호작용의 분자 메커니즘도 아직까지 불분명하다. 바이러스의 표현형 변화를 초래할 수 있는 변이를 즉시 식별하는 것이 중요하기 때문에 SARS-CoV-2의 지속적인 게놈 모니터링이 필요하다.

2) 『네이처 머티리얼스Nature Materials』(Impact factor 2019: 43.84, JCR 2020 기준 상위 1위)에 2021년 2월 15일에 게재된 「Diagnostics for SARS-CoV-2 infections」[100]의 내용 일부를 요약 정리하면 다음과 같다.

● SARS-CoV-2 검출의 개요: COVID-19 진단의 첫 단계는 실시간 역전사 중합효소 연쇄반응RT-PCR을 통해 SARS-CoV-2를 빠르고 정확하게 감지하는 것이다[101]. RT-PCR은 비인두액에 존재하는 SARS-CoV-2의 핵산을 검출한다[102]. 바이러스 확산 후의 시간 경과는 공공 안전에 영향을 미치며 위음성 결과로 이어질 수 있기 때문에 검사의 민감도와 특이성을 높이는 것이 시급하다. 혈청학적 검사는 핵산 검사를 보완하며 과거의 감염 여부를 제시하여 치료 효과를 높일 수 있다. 항체를 이용하는 진단법은 IgG 또는 IgM 항체의 정성적 검출을 사용하는 효소결합 면역 흡착 분석법이 사용된다[103].

● SARS-CoV-2의 체액 및 조직 분포: SARS-CoV-2가 호흡기에서 다른 조직 및 기관으로 감염을 퍼뜨리는 것은 ACE2 수용체의 세포 특이적 발현과 관련이 있다[104]. 호흡기 샘플의 바이러스 양은 질병 초기 단계에서 가장 높으며 두 번째 주에 정점에 도달한 다음 낮아진다. 중증 질환의 경우 3주와 4주에 가장 높다. 인후 및 항문 면봉 샘플 분석 결과에서 동반 질환이 있는 환자에게서 바이러스 지속성이 높음이 나타났다[105]. 질병에서 회복된 사람에게서 인후 면봉법으

로 채취된 샘플의 RT-PCR 테스트 결과, 최대 50일 동안 양성 결과를 나타냈으며, 바이러스 RNA는 호흡기 샘플이 음성으로 판명된 후 몇 주 후까지 대변 및 항문에서의 면봉 채취 샘플에 존재하는 것으로 나타났다[106].

● SARS-CoV-2 바이러스 배출 검출: 인후 면봉과 가래에서의 바이러스는 증상 발병 후 5-6일에 최대치를 나타내는데 이는 호흡기관에 많은 양의 바이러스가 존재함을 나타낸다[107]. 감염자의 비강 면봉 채취 샘플에서 바이러스 RNA 검출률이 100%였으며, 혈액, 타액, 눈물의 양성률은 각각 88%, 78%, 16%였다. 비강 또는 구인두 면봉 채취 샘플은 화학발광 면역 분석과 효소결합 면역흡착 및 면역크로마토그래피 분석법과 같은 현장 테스트를 용이하게 한다. 면역크로마토그래피 분석은 금나노입자를 사용하여 혈청학적 검출을 위한 신속한 플랫폼을 제공한다. SARS-CoV-2 특이 항원은 나노입자와 결합되고, 혈액 또는 타액 검체에 의해 SARS-CoV-2 IgG 및 IgM이 SARS-CoV-2 항원 및 항체에 결합하는데, 최종적으로 육안으로 검출 가능한 색을 제시한다. 분석은 90%의 정확도를 나타내며 20분 안에 완료된다[108].

현재까지 바이러스 배출의 최소 기간은 증상 발병 후 7일이며, 바이러스 감염은 24시간 이내에 검출된다 [109].

● RT-PCR: RT-PCR을 이용한 SARS-CoV-2 검출은 바이러스의 RNA를 분리하고 상보적 DNA(cDNA)로 변환하는 것에서 시작한다. 그다음 Taq DNA 중합효소를 사용하여 cDNA를 증폭한다. 결과가 환자에게 제시되기까지의 총 소요 시간은 2일 이상이며, 교차반응에 의해 특이성이 감소될 수 있다[110]. 특정 바이러스의 게놈을 표적으로 하는 프라이머를 사용하는 RT-PCR 결과는 RNA 서열에 차이가 있는 변이 바이러스에 감염되었을 경우 진단 결과에 영향을 미칠 수 있다. 또한 바이러스 진화로 인해 위음성 결과가 발생할 수 있다[111].

등온 증폭은 일반적인 열 순환 기반 핵산 증폭thermal-cycling-based nucleic acid amplication을 대체할 수 있다[112]. 단순화된 RT-PCR을 사용하여 SARS-CoV-2 게놈의 다양한 영역을 검출할 수 있는데, RNA-dependent S 및 RNA 중합효소RdRp/헬리카제Hel 단백질과 SARS-CoV-2의 뉴클레오캡시드N 유전자를 검출한다[113]. RdRp/Hel 분석은 민감하게 바이러스를 검출할 수 있으며, 자동화된 시약[114] 및 Cobas 6800 시스템에 의해 많은 수의 샘플을 빠르고 안정적으로 처리할 수 있다[115].

● RT - LAMP[RT loop-mediated isothermal amplification]: LAMP 기반 진단 테스트는 탁도, 색 또는 형광 측정을 검출 원리로 한다. 이 기술은 수행 및 시각화가 간단하고 백그라운드의 간섭이 적다. 두 가지 색소가 테스트되었는데, 에버그린[EvaGreen]의 신호 판독 특성이 SYBR 그린[SYBR Green]보다 우수하였다[116]. RT-LAMP는 미세유체 플랫폼을 바탕으로 하는 종이/스트립 기반 랩온어칩[lab-on-a-chip] 바이러스 진단법이다 [117].

● 나노 물질을 이용한 SARS-CoV-2 진단: 자성 나노입자는 공침[coprecipitation]을 통해 바이러스 RNA 추출을 용이하게 한 후 3-아미노프로필 트라이에톡시실레인[(3-aminopropyl) triethoxysilane]을 통한 폴리아민 에스테르 기능화를 촉진할 수 있으며 최대 50,000개의 진단 테스트에 사용될 수 있다[118]. 바이오센서는 인플루엔자, 인간 면역 결핍 바이러스 및 기타 바이러스 질병을 감지하기 위해 개발되었다. 개발 초기에는 낮은 감도와 특이성으로 사용 빈도가 높지 않았

으나 플라즈몬, 금속 산화물 나노입자, FET[field effect transistor], 그래핀 센서에 의해 그 한계점이 개선되었다 [119, 120]. 그래핀은 2차원 시트에 배열된 육각형의 탄소 구조로 구성되는데, 넓은 표면적, 높은 전자 전도성 및 높은 캐리어 이동성을 제공하기 때문에 그래핀을 기반으로 하는 바이오센서는 높은 민감도를 나타낸다. SARS-CoV-2를 검출하기 위한 그래핀 기반 바이오센서에 사용되는 코로나바이러스 S 항체는 1-pyrenebutyric acid N-hydroxysuccinimide ester 링커를 사용하여 그래핀 표면에 고정된다. 이 그래핀은 1fg/ml 농도까지 S 단백질을 검출하였다[121]. 항체에 결합된 금나노입자 및 은나노입자는 바이러스 항원 또는 RNA에 결합할 때 금/은나노입자의 광학적 특성에 의해 검출 가능한 신호를 발생시켜 SARS-CoV-2를 검출할 수 있다[122]. 바이러스 S 단백질을 검출하는 토로이달 플라즈모닉 메타센서[toroidal plasmonic metasensor]가 개발되었는데, 이는 기능적 금나노입자에 대한 단일클론항체의 결합을 이용하며 최대 4.2fM 농도까지 검출할 수 있음을 나타내었고, 신속하고 민감한 분석이 필요한 현장 진료 테스트에서 매우 유용하게 사용될 수 있다[123]. 최근에 샘플 준비 과정이 간편하고, 빠르고 직접적인 바이러스 검출이 가능한 S 단백질 특이적 나노플라즈몬 공명센서가 개발되었다. 이 시스템에서 SARS-CoV-2에 특이적인 항체는 코로나바이러스 입자가 S 단백질을 통해 결합하는 나노센서 칩 표면에 고정되어 광학적 측정이 가능한 플라스몬 공명 또는 강도 변화를 유도한다[124, 125]. 30개의 바이러스 입자까지 검출 가능하며, 15분 안에 분석이 완료될 수 있다. SARS-CoV, MERS-CoV, 수포성 구내염 슈도바이러스와 비교하였을 때의 SARS-CoV-2 결합센서의 특이성을 분석한 결과, 나노플라즈몬 센서 칩은 SARS-CoV-2 검출에 매우 높은 특이성(1000:1 이상)을 나타내었다[124]. 나노플라즈몬 센서 칩은 결과의 높은 균일성과 재현성을 보유하며 비용이 저렴하고 범용적 사용이 가능하다는 장점이 있다. 센서 칩을 96-마이크로웰 플레이트 또는 미세유체 큐벳과 결합시켜 마이크로플레이트 리더로 측정할 수 있다[126, 127]. 스마트폰 애플리케이션과 연동되는 휴대용 기기를 통하여 고감도로 15분 이내에 SARS-CoV-2를 한 번에 분석할 수 있다. 검출 한계가 370이지만 바이러스는 ml당 $10^7$의 바이러스 입자까지 정량화할 수 있으며 가정에서도 사용할 수 있다

[124]. 인공 지능과 결합된 금나노입자 기반 센서는 날숨에서 SARS-CoV-2와 관련된 휘발성 유기 화합물을 감지할 수 있었는데, 이 분석법은 나노 물질 바이오센서 층의 저항 변화를 응용한 한 바이러스 검출법이 기반이 되었다[128].

● SARS-CoV-2 항체 검출: SARS-CoV-2에 대해 1차 면역반응이 발생하여 항체가 생성된다. 중화항체는 감염자의 최대 50%로부터 7일 이내, 모든 감염자로부터 14일 이내에 발생한다. RT-PCR과 혈청학적 검사를 결합하면 양성 바이러스 검출률이 크게 높아진다. IgM 수치는 SARS-CoV-2 감염 후 첫 주에 증가하고 2주 후에 최고치에 도달한다. IgG는 1주일 후에 검출 가능하고 장기간 높은 수준으로 유지되며, 재감염을 방지하는 역할을 할 수 있다[129]. IgA 반응은 감염 후 4-10일 사이에 발생한다. 혈청 내 IgA, IgG, IgM의 존재 여부를 통해 SARS-CoV-2를 진단하며 [130, 131], 항체 역가는 감염 후 7일 이내에 감소할 수 있다[129]. 타액에서 SARS-CoV-2에 특이적인 항체가 확인되었는데 타액과 혈청의 항체 존재 정도에 차이가 있었다[132, 133].

바이러스에 대해 노출이 없었던 IgG를 보유한 개인

으로부터 낮은 수준의 IgA가 검출되었으며 이것이 집단면역의 지표가 될 수 있음을 시사하였다[132]. 혈청학적 검사를 위해 가장 적합한 항원 후보로 바이러스 S가 유력시되고 있으나 S의 어떤 부분을 타깃으로 해야 하는지가 불명확하다. 결과를 확보하기까지의 시간은 13분(Abbott ID NOW)에서 45분(Cepheid Xpert Xpress)까지 다양하다[134]. 사용 가능한 5가지 항체 기반 검사 중 2개(BioMedomics Rapid test, SureScreen rapid test cassette)는 측방 유동 면역 분석법, 1개(Goldsite diagnostics kit)는 시간 분해 형광 면역 분석법, 2개(Assay Genie Rapid PoC kit, VivaDiag COVID-19 IgG-IgM based)는 콜로이드성 금 면역 분석법이 바탕이 된다.

임상 연구에서 N 기반 면역 분석의 경우 SARS-CoV-2 IgG(Abbott)는 최대 100%의 민감도를 나타낸다[135]. S 기반 면역 분석의 경우 Liaison SARS-CoV-2 S1/S2 IgG와 S 및 N 기반 복합 플랫폼인 COVID-19 VIRCLIA IgG MONOTEST는 동등한 감도를 나타낸다. 플라크 감소 중화 시험에서는 93.3%의 민감도를 나타낸다. 특이성 평가에서는 효소결합 면역흡착 검사EuroIMMUN를 제외한 모든 검사에서 음성 SARS-CoV-2 항원 대조군에 대해 적어도 하나의 양성 결과가 나타났다. 플라크 감소 중화 시험은 항체 기반 검출에 표준적인 방법으로 사용되지만, 분석 샘플 수에 제약이 있고 바이오 세이프티 레벨 3이 허용되는 실험실이 필요하다. 현재 항체 분석은 주로 역학 검사에 사용된다[136].

● SARS-CoV-2 항원 검출: 감염자의 호흡기 샘플에서 SARS-CoV-2에 의한 바이러스 항원을 신속히 검출하기 위한 분석법이 개발되었다[137]. 샘플에 존재하는 항원은 플라스틱 케이스 내부의 종이 스트랩에 부착된 항체에 결합하며, 30분 이내에 육안으로 신호를 감지할 수 있는 시스템으로 구성되어 있다. 검출하는 항원은 바이러스가 활발히 복제된 경우에만 발현되기 때문에 항원 검사법은 급성 또는 초기 감염을 식별하는 데 사용될 수 있다. 애보트Abbott사는 감염자의 혈액에서 항체를 검출하는 분석 기술을 적용한 ARCHITECT i1000SR 및 i2000SR을 개발하였다. 시간당 100-200개의 테스트를 실행할 수 있어 신속히 SARS-CoV-2 항체를 검출 가능하다[138]. SARS-CoV-2에 대한 항체는 감염 1주일 후에 생성되며, 항체반응의 강도는 연령, 영양 상태, 질병 중증도, 동반 질환 및 약물에 따라 상이하다[139].

● 타액 검사: 타액 샘플에서 면봉을 사용하여 검출한 SARS-CoV-2 RNA는 비인두 면봉 검출의 경우에 비해 질병 중증도와의 관련성이 높지는 않다. 그럼에도 불구하고 인간의 타액은 감염을 검출하기 위한 대체 매체로 사용되고 있다[140]. 비강 또는 인두 면봉은 샘플 수집에 한계가 있으며 재채기나 기침, 에어로졸에 의한 바이러스 입자 전파를 통해 의료 종사자에게 위험을 끼친다[41]. 또한, 혈소판 감소증 또는 기타 응고 장애의 경우 채취하는 동안 출혈을 유발할 수 있다. 이러한 합병증으로 인해 진단 목적으로 가래 수집을 시행하게 되었다. 객담은 쉽게 유도되고 비침습적인 샘플링 방법이다. 그러나 한 가지 제한적인 사항은 COVID-19에 감염된 사람의 72%가 충분한 샘플 양을 생산할 수 없다는 것이다[140]. 타액은 일반인이 의료진의 도움 없이 진단 및 모니터링을 위해 수집하기 용이하다는 장점이 있으며[142], 혈액에서 발견되는 생체 분자의 약 30%를 함유하고 있고 바이러스가 존재하는 것으로 알려져 있다. 또 여러 국소 및 전신 공급원에서 유래하는 단백질, 핵산, 전해질 및 호르몬을 포함하기 때문에 유용한 검체로 사용될 수 있다[143]. 또한 타액 샘플을 안정화 용액에 보관하고 며칠 후에

테스트 기관에서 사용할 수 있다. COVID-19 감염자의 타액 샘플 분석을 통하여 바이러스와 항체 모두의 검출이 용이해진다. SARS-CoV-2 역가는 비인두 면봉 채취 샘플에 비해 타액 샘플에서 5배 더 높았다. 또한, 음성 타액 샘플 중 어느 것도 양성이 되지 않았다. 대조적으로, 비인두 면봉 채취 샘플의 경우에는 SARS-CoV-2에 대해 음성 결과를 나타낸 경우에도 반복했을 때 양성 테스트 결과를 나타낸 경우가 있었다[144, 145].

● 대변 검사: 비인두 면봉 채취 샘플에서 바이러스 음성인 경우에도 대변에서 높은 바이러스 지속성이 관찰될 수 있다[146]. 대변 샘플에서 질병 발병 후 최대 4주까지 바이러스가 검출되었다. 감염 후 기침과 발열의 높은 발병률은 위장과 관련된 것이며[40] 이는 대변-구강 사이 전염 경로의 가능성을 뒷받침한다[147]. 퇴원 14일 후의 대변과 호흡기 샘플에서 장기간에 걸쳐 바이러스가 배출될 수 있다는 사실을 바탕으로 유럽 질병예방센터는 지속적으로 자가격리를 할 것을 주장했다[148]. 연구에 따르면 살아 있는 바이러스가 대변에 존재할 수 있으며 이는 대변-구강 전염 가능성을 뒷받침한다[146]. SARS-CoV-2는 폐수

에서 검출 가능하며, 이는 집단 감시를 가능하게 하고 COVID-19 확산을 추적하는 데 도움이 될 수 있다. 현재는 무증상자를 찾아내기 위해 몇몇 기관에서 하수 검사를 시행하고 있다. 양성인 경우에 그 기관은 SARS-CoV-2 발병을 방지하기 위해 감염자들을 격리시킬 수 있다[149].

● 방사선 검사: RT-PCR을 통한 정성 및 정량 검사가 SARS-CoV-2 검출의 기본적인 분석법이지만[101, 113], RT-PCR 검사의 인두 및 비강 면봉 샘플에 대한 민감도는 각각 32%, 63%로 낮은 편에 속한다[107]. 보다 정확한 검출 방법을 기반으로 SARS-CoV-2 감염을 진단하기 위해 방사선 검사, 분자 및 항원 기반 분석법이 단독으로 또는 복합적으로 사용되고 있다. 방사선 검사에는 흉부 X선[CXR], CT 또는 폐 초음파[LUS]가 포함된다[150, 151]. 하지만 CXR의 음성 결과만으로 바이러스가 폐에 침입하지 않았다고 할 수는 없으며, CXR은 69%의 민감도를 나타낸다[150, 152-154]. 연속적인 흉부 X선 촬영은 증상 지속 기간을 단축하고 질병 동반 질환을 감소시킬 수 있다[150, 151].

● CT 및 MRI: RT-PCR 검사에서 음성이지만 SARS-CoV-2 감염이 의심되는 경우 흉부 CT 검사

가 수행된다[151]. 특히, 고해상도 흉부 CT는 SARS-CoV-2 감염이 의심되는 환자의 질병 중증도 확인 분석 및 평가에 필수적이다[150]. 많은 연구에서 SARS-CoV-2에 감염된 환자의 흉부 CT 결과가 검토되었는데, 다른 원인으로 초래된 폐렴일 수도 있어 위양성 결과를 배제할 수 없다. 우한에서 수행된 한 연구에서 흉부 CT와 RT-PCR 검사를 모두 받은 1,014명의 환자 중, 601명의 환자(59%)가 RT-PCR 결과가 양성이었고 888명(88%)이 흉부 CT 스캔 결과가 양성이었다. COVID-19에 대한 흉부 CT 스캔의 민감도는 97%인 반면, RT-PCR의 결과, 75%가 흉부 CT 스캔에서 양성이었지만 RT-PCR 결과는 음성이었다[151]. SARS-CoV-2에 감염된 사람들에게는 산소 흡수 감소와 함께 광범위한 폐 조직 손상이 유발될 수 있다[150, 155]. 호흡기 증상이 있는 환자의 90% 이상이 증상 발생 후 비정상적인 흉부 CT 결과를 나타내었다[156]. 다이아몬드 프린세스Diamond Princess 유람선에 탑승한 무증상 승객 82명 중 54%에게서, RT-PCR 양성인 무증상 개인에게서도 흉부 CT에 이상이 있음을 알 수 있었다[150, 157, 158].

CT 촬영은 인체에 유해할 수 있기 때문에 현재 방사

선 학회에서는 흉부 CT를 COVID-19의 1차 선별 검사에 사용하지 말 것과, 특정 임상 증상이 있는 환자에게는 사용에 제한을 둘 것을 권고하고 있다. 미국 영상의학회는 의료시설에서 COVID-19 환자의 MRI를 수행하지 말 것을 권고한다. MRI 기계를 소독하는 것은 오랜 시간이 걸리고 심각한 문제를 야기할 수 있기 때문이다. 일반적으로 공기 순환을 위해 사용되는 고효율 미립자 공기HEPA 필터 시스템은 MRI와 호환되지 않는다.

● 초음파: 폐 초음파 검사는 SARS-CoV-2에 의한 폐렴인지 일반적인 폐렴인지를 식별할 수는 없으나, COVID-19 환자를 진단하는 데 사용된다[159]. 폐 초음파 검사는 감염의 국소화를 결정하는 방법으로 COVID-19으로 인한 폐렴의 조기 진단에 사용될 수 있다. 폐 초음파 검사는 CXR보다 민감성이 높다고 알려져 있다. CXR 또는 흉부 CT와 유사하게 폐 초음파 검사에 의해 COVID-19 환자의 후부, 하부 폐 영역에서 COVID-19 증상이 발견되었다. 대부분의 경우 감염은 폐 조직의 말초에서 중앙으로 진행된다.

● 현 진단 테스트의 한계: 현재 COVID-19의 임상 진단은 흉부 CT와 RT-PCR 결과의 조합으로 수행된

다. RT-PCR 검사는 편리성으로 인해 사회에서 일반적인 검출 방법으로 사용된다. 하지만 RT-PCR 검사는 시기상 적절하지 않은 샘플이나 상태가 좋지 않은 샘플이 채취될 가능성이 있으며, 숙련된 기술자의 필요성, 결과 도출 위한 긴 소요 시간(4-6시간), 샘플을 측정기관으로 운반하는 데 수일이 소요되는 점에 있어서 한계를 나타낸다. 또한 감염자를 대상으로 한 RT-PCR 결과 중 양성 샘플 비율은 구강인두 면봉이 32-48%, 비인두 면봉이 63%, 기관지 폐포 세척액이 79-93%, 가래가 72-76%, 그리고 대변이 29%이므로 채취한 검체의 유형에 따라 결괏값이 크게 달라짐을 알 수 있다[160].

RT-PCR의 한계를 보완할 수 있는 새로운 플랫폼으로 항체 검출 검사에 대한 연구가 진행 중이지만 현재까지는 제한적으로 사용되고 있다. 가장 큰 이유는 특이성이 낮다는 점인데, 이는 다양한 코로나바이러스종 간에 보존성이 높은 항원의 위양성 결과와 자가면역 질환의 자가항체와의 교차반응과 관련 있다. 면역진단적 접근은 노출 후 7-11일 안에 가장 정확한 결괏값을 제시하므로 급성 감염의 진단에는 유용하다고 할 수 없다[161].

앞으로 S 및 N 기반 면역진단 플랫폼이 핵산 증폭 테스트와 함께 구사되어 최소 비용으로 COVID-19의 검출 감도를 높일 것이 기대된다[162]. 새로운 진단 플랫폼은 정확하고 구체적이며 실행하기 쉽고 짧은 시간에 결과를 제시할 것과, 대량 생산 비용의 저렴함을 요구한다. 또한 미래의 발병을 예측하기 위해 대량 풀링mass pooling 및 메타게놈 프로파일링metagenomic profiling과 같은 전략이 고려될 수 있겠다.

**3)** 『네이처 리뷰 이뮤놀로지Nature Reviews Immunology』(Impact factor 2019: 40.358, JCR 2020 기준 상위 1위)에 2021년 8월 9일에 게재된 「Progress of the COVID-19 vaccine effort: viruses, vaccines and variants versus efficacy, effectiveness and escape」[163]의 내용 일부를 요약 정리하면 다음과 같다.

● 현 백신 상황: 여러 3상 백신 효능 시험에 대한 데이터가 2020년 말에 보고되었고 화이자Pfizer-바이오엔테크BioNTech[164], 모더나Moderna[165], 아스트라제네카AstraZeneca-옥스퍼드대학교University of Oxford[166], 존슨앤드존슨Johnson & Johnson[167], 가말레야Gamaleya[168], 시

노백 바이오테크Sinovac Biotech[169], 시노팜Sinopharm[169], 노바백스Novavax[170] 및 바라트 바이오테크Bharat Biotech[171]에서의 백신이 승인되어 출시되었다. 2021년 6월 14일 현재, 노바백스 백신을 제외한 각 백신은 지역 및 규제기관에 따라 다양한 승인 절차를 통해 성인 및 경우에 따라서는 청소년에 대한 접종이 승인되었다. 이 밖에도 미국 이노비오Inovio(DNA, NCT04336410), 일본 안게스AnGes(DNA, NCT04655625), 이탈리아 레이테라ReiThera(고릴라 아데노바이러스, NCT04791423), 중국 의학아카데미(비활성화 바이러스, NCT04412538), 카자흐스탄 생물안전문제연구소(QazCovid, 비활성화 바이러스, NCT04691908), 이란 시파Shifa(비활성화 바이러스, NCT04526990), 쿠바 유전공학 바이오테크놀로지센터(CIGB-66, 펩티드, RPCEC00000345), 중국 클로버(펩티드, NCT04672395), 미국 코백스COVAXX(펩티드, NCT04545749), 쿠바 핀레이연구소(펩티드, RPCEC000000332), 러시아 벡토르VECTOR센터, 프랑스 사노피Sanofi–영국 글락소스미스클라인Glaxosmithkline, 캐나다 메디카고Medicago(식물 유래 바이러스 유사 입자, NCT04636697) 등의 백신이 아직 데이터를 공개하지 않은 3상 임상시험에 있으며, 2021년 3분기와 4분기에 광범위하게 사용될 수 있을 것으로 예상된다.

이때, 개발한 백신이 3상 유효성 연구에 진입하지 못할 수도 있다. 미국 머크앤드컴퍼니Merck & Co.는 국제에이즈백신계획international AIDS vaccine initiative, IAVI과 협력하여 바이러스 매개성 COVID-19 백신 V590을 개발했다[172]. 머크는 또한 V591 백신 생산을 담당하는 회사인 테미스Themis를 인수하면서 두 번째 COVID-19 백신을 인수했다. 그러나 V590과 V591은 면역원성에 대한 문제가 제시되어 개발이 중단되었다. 퀸즐랜드대학과 생명공학 회사인 CSL도 단백질 소단위 백신 후보(UQ-CSL v451) 개발을 중단했다. 1상 시험에서는 백신이 유용성을 나타내고 강력한 면역반응을 이끌어 내는 것으로 나타났지만 시험 참가자들에게서 HIV-1의 S 단백질 단편으로 구성된 SARS-CoV-2 스파이크단백질을 안정화하는 데 사용되는 '분자 클램프'에 대한 항체가 생성되었다[173, 174]. 분자 클램프에 대한 항체는 HIV-1 검사를 방해하여 위양성 결과를 초래하였기 때문에 본 백신 개발은 중단되었다[173, 174]. 화이자-바이오엔테크(BNT162b2) 및 모더나(mRNA-1273)의 mRNA 백신은 높은 수준의 효능을 보인 반면 큐어백CureVac(CVnCoV)의 세 번째 mRNA 후보 백신은 중간 분석에서 47%의 효능을 나타냈다. CVnCoV가 BNT162b2 또는 mRNA-1273보다 효능이 높지 않은 이유는 아직 명확하지 않지만 화이자-바이오엔테크 백신이나 모더나 백신에 사용되는 mRNA와 달리 큐어백 mRNA는 변형된 뉴클레오시드 슈도우리딘을 포함하지 않는다. 백신 자체가 감지되는 방식을 변경할 수 있는 사노피-글락소스미스클라인의 보조 단백질 백신은 초기 시험에서 너무 적은 양의 항원을 사용했을 때 차질을 겪었지만 최적화 후에 현재 3상 시험을 진행하고 있다[175, 176].

승인된 백신은 다양한 플랫폼(mRNA, 바이러스 벡터, 단백질/펩티드 및 비활성화 바이러스)을 기반으로 한다. 다양한 백신 플랫폼의 효능이 시험관 내에서 비교되었으며 중화 및 결합 항체 역가도 분석되었다. mRNA 백신과 노바백스 단백질 백신에 대한 항체반응이 바이러스 벡터화 및 비활성화 바이러스 백신에 대한 항체반응보다 높음을 알 수 있었다[177, 178]. 상이한 백신 플랫폼이 면역반응의 질과 양을 다르게 유도하는 이유를 분석하는 것은 앞으로의 전염병에 대한 성공적인 백신 접근 방식을 개발하기 위해 중요하다. 다양한 백신에서 60-94%의 효능이 보고되었지만 시험 설계,

측정 시점, 시험 위치, 연구 대상 집단, SARS-CoV-2 변이체의 차이로 인해 서로 다른 백신 플랫폼 간의 일대일 비교는 불가능하다.

● 백신 효과: 현재까지 개발된 백신의 특성을 회사별로 정리하면 아래와 같다[163].

(1) 화이자-바이오엔텍(BNT162b2): 핵산 백신mRNA으로 2회 접종(21일 이내)하고, 효능은 95%이다. 적정 나이는 만 16세 이상이며, 지속 시간은 2차 접종 후 최대 24개월이다. 중증 코로나 예방에 100% 효과적이며, 중증 질환 예방에 95.3% 효과적이다.

(2) 모더나(mRNA-1273): 핵산 백신mRNA으로 2회 접종(21일 이내)하고, 효능은 94%이다. 적정 나이는 만 18세 이상이며, 지속 시간은 2차 접종 후 최대 24개월이다. 중증 코로나 환자에 100% 효과적이다.

(3) 아스트라제네카-옥스포드대학교(AZD1222): 바이러스 벡터 백신으로 2회 접종(6-12주 이내)하고, 효능은 81%이다. 적정 나이는 만 18세 이상(WHO), 임신하지 않은 40세 이상(UK)이다. 지속 시간은 1차 접종 후 24개월, 2차 접종 후 12개월이다. 입원 환자에 대해 100% 효과적이다.

(4) 존슨앤드존슨(Ad26.COV2-S): 바이러스 벡터 백신으로 1회 접종하고, 효능은 66%이다. 적정 나이는 만 18세 이상이다. 지속 시간은 1차 접종 후 25개월이다. 접종 후 28일 이내에 발생하는 중증 코로나에 대해 85.4% 효과적이다.

(5) 가말레야(Sputnik V): 바이러스 벡터 백신으로 2회 접종(21일 이내)하고, 효능은 92%이다. 적정 나이는 만 18세 이상이다. 지속 시간은 1차 접종 후 6개월이다.

(6) 바라크 바이오테크(Covaxin): 바이러스 벡터 백신으로 2회 접종(28일 이내)하고, 효능은 78%이다. 적정 나이는 만 18세 이상이다. 지속 시간은 2차 접종 후 12개월, 소아는 9개월이다. 입원 환자에 대해 100% 효과적이다.

(7) 시노백 바이오테크(CoronaVac): 비활성화 바이러스 백신으로 2회 접종(14일 이내)하고, 효능은 70%이다. 적정 나이는 만 18세 이상이다. 지속 시간은 1차 접종 후 12개월이다. 중증 코로나에 대해 51% 효과적이다.

(8) 시노팜(BBIBP-CorV): 비활성화 바이러스 백신으로 2회 접종(21일 이내)하고, 효능은 78%이다. 적정 나이는 만 18세 이상이다. 지속 시간은 1차 접종 후 12개월이다. 입원 환자에 대해 79% 효과적이다.

(9) 노바백스(NVX-CoV2373): 단백질 서브유닛 백신으로 2회 접종(14일 이내)하고, 효능은 89%이다. 적정 나이는 만 18세(12-17세) 이상이다. 지속 시간은 1차 접종 후 24개월이다. 입원 환자에 대해 100% 효과적이다.

(10) 벡토르(EpiVacCorona): 단백질 서브유닛 백신으로 2회 접종(21-28일 이내)하고, 효능에 관한 데이터는 아직 밝혀진 바 없다. 적정 나이는 만 18세 이상이다. 지속 시간은 1차 접종 후 9개월이다.

영국에서는 2020년 12월 3일에 BNT162b2(화이자-바이오엔테크) 또는 AZD1222(아스트라제네카-옥스퍼드대학교) 백신 접종이 시작되었다. 2021년 4월부터 mRNA-1273(모더나) 백신도 영국에서 사용할 수 있었지만 아직 mRNA-1273의 효능을 나타낸 데이터는 없다. 영국 공중보건국은 2021년 3월 영국에서 BNT162b2 또는 AZD1222를 접종하였을 경우의 효능에 대해 보고했다. 두 가지 백신의 사망 및 입원에 대한 백신 효과는 각각 81% 및 80%로 나타났다[179]. 2020년 12월부터 2021년 2월까지 성인 156,930명의 증상에 대한 BNT162b2 또는 AZD1222의 효과에 대한 연구에서 백신 효과는 첫 번째 백신 접종 후 80세 이상의 참가자에서 70%였으며 두 번째 접종 후 14일에는 89%로 증가하였다[180]. 같은 연구에서 70세 이상 실험 참가자의 증상에 대한 백신 효과는 첫 번째 접종 후 28-34일에 BNT162b2의 경우 61%, AZD1222의 경우 60%였다.

영국에서는 2020년 12월 30일 접종한 백신과 상관없이 2차 접종을 1차 접종 후 12주로 연기하기로 결정했다. 이것은 첫 번째 투여로 면역 보호를 받을 수 있는 개인(특히 고위험군)의 수를 증가시키는 것을 목표로 한 결정이었다. 12주 간격은 각각 3주 및 4주 간격으로 용량을 제공한 BNT162b2 및 mRNA-1273의 효능 시험에서 사용된 요법과 다르다. 1회 접종 후 면역력이 급격히 약해질 수 있고, 더 취약한 개인의 경우 1회 접종에 대한 반응이 불충분할 수 있으며, 낮은 수준의 면역에서 면역반응을 피할 수 있는 바이러스 변이체로 진화될 수 있다는 우려가 있었다. 항체반응[181]과 백신 효과[182] 모두 BNT162b2 또는 mRNA-1273의 1회 접종 후가 2회 접종 후보다 낮았다. BNT162b2 백신 접종 후 항체 수준은 1회 접종 후 12주 이내에 감소하였다[181]. BNT162b2 1회 접종 후 백신 효과가 91%, AZD1222 1회 접종 후 백신 효과가 88%[182]였다. BNT162b2에 대한 항체반응은 백신 접종 간격이 3주에서 12주로 증가할 때 80세 이상의 개인에게서 더 높았다[183]. 2021년 6월, 영국에서 40세 이상은 델타(B.1.617.2) 변종 사례가 증가함에 따라 12주가 아닌 8주 후에 2차 예방 접종을 하도록 되었다.

이스라엘에서는 BNT162b2를 사용하여 2020년 12월 20일에 국가적인 예방 접종을 시작하였는데, SARS-CoV-2 전파를 줄이기 위해 백신 접종 프로그램이 16세 이상의 모든 개인을 포함하도록 하였으며, 중증 COVID-19의 위험이 높은 개인을 우선시하였다. SARS-CoV-2 N 및 S 유전자에 대해 RT-PCR로 측정한 감염된 개체의 바이러스 양은 백신 접종 후 12일째에 접종을 받지 않은 개체보다 접종을 받은 개체에서 낮았다[184]. 또 다른 연구에서는 백신 접종 후 3주째의 백신 효과가 BNT162b2의 1차 접종 후 46%, 2차 접종 후 92%로 추정되었다[185]. BNT162b2는 120만 명의 데이터를 바탕으로 하였을 때 COVID-19의 증상을 94% 감소시키는 것으로 나타났다[185].

미국에서는 BNT162b2 또는 mRNA-1273의 1차 접종 14일 후 백신 접종을 받은 의료 종사자와 미접종 의료 종사자의 RT-PCR 양성 사례가 82% 감소했다[186]. 2020년 12월에서 2021년 3월 사이에 수행된 또 다른 연구에서 의료 종사자 중 BNT162b2 또는 mRNA-1273를 2회 접종한 사람에게 있어 감염에 대한 백신 효과가 90%임을 밝혔다[187]. BNT162b2 또는 mRNA-1273를 투여한 65세 이상의 성인에 대한 분석 결과 백신 효과는 2회 접종 후 95%, 1회 접종 후 64%였다[188]. 중간 연령 41세의 미국 의료 종사자 49,220명의 대규모 코호트 감염에 대한 백신 효과는 BNT162b2 또는 mRNA-1273를 2회 투여한 후 96% 이상이었다[189]. 시노백 바이오테크(CoronaVac) 및 시노팜(BBIBP-CorV)에서 생산된 백신의 효능에 대한 결과는 아직 국제저널에 게재되지 않았다.

우려되는 점은 백신 접종률이 비교적 높은 일부 국가에서 계속 높은 수준의 감염이 발생한다는 점이다. 예를 들어 인구의 50%가 백신 접종을 한 칠레의 경우, 2021년 6월에 하루에 70,000명의 확진자가 보고되었다. 2021년 2월과 5월 사이에 수행된, 실험실에서 확인된 백신 예방 효과는 66%였다[190].

● 바이러스 변이에 대한 백신 효과: COVID-19 팬데믹 초기에는 바이러스에 감염된 사람들이 상대적으로 소수였기 때문에 변이, 변종 바이러스의 수가 적었다. 하지만 면역력이 저하된 개인의 장기간 감염을

포함하여 수많은 감염이 발생하였고, 이로 인해 여러 SARS-CoV-2 변이체가 발생하였다. 변이 바이러스는 세계보건기구에 의해 '전파 또는 독성이 증가하거나 백신 및 치료제의 영향이 감소된 다중 클러스터에서 발견되는, 기존 게놈과 비교하여 돌연변이가 있는 바이러스'로 정의되었다[191]. 변이 바이러스는 최근 세계보건기구에 의해 알파(B.1.1.7), 베타(B.1.351), 감마(P.1) 및 델타(B.1.617.2)로 명명되었다. 이들 균주는 기존 균주(우한)와 비교하여 S 단백질의 변이 빈도가 높다. S 단백질의 높은 변이 빈도는 이러한 변이가 숙주 수용체 ACE2와의 상호작용을 변경하여 감염률을 변화시키거나 중화항체의 효능을 변형시켜 백신 효능을 손상시킬 수 있기 때문에 세계적인 우려를 일으켰다.

● 알파변이 B.1.1.7: 지금까지 B.1.1.7 변이체가 백신 효과에 미치는 영향은 낮거나 전혀 없는 것으로 보고되었다. B.1.1.7 변이체에 존재하는 돌연변이 중 일부에 의한 약간의 영향이 BNT162b2 백신을 접종한 개인의 혈청을 사용한 바이러스 중화 연구에서 나타났다[192]. 그러나 이 연구에 사용된 변이 바이러스에는 B.1.1.7의 S 단백질 돌연변이의 레퍼토리가 없었다[192]. mRNA-1273를 접종한 인간 또는 비인간 영

장류의 혈청 중화능력에 B.1.1.7 변이체로 인한 유의미한 영향은 없었다[193]. AZD1222 접종자 혈청의 바이러스 중화활성은 표준 비 B.1.1.7 계통보다 B.1.1.7 변이체에서 9배 낮았다. Ad26.COV2-S(존슨앤드존슨)를 접종한 개인의 혈청은 시험관 내에서 B.1.1.7 변이체를 중화할 수 있었지만 기존 균주에 대해서보다는 덜 효율적이었다[194]. 노바백스는 NVX-CoV2373가 B.1.1.7 변이체에 대해 86% 효능을 나타내며, 이는 기존 균주에 대해서는 96%의 효능을 나타낸 것과 비교된다[195]. 영국의 18세에서 84세 사이의 참가자 15,000명을 대상으로 한 RT-PCR 기반 3상 임상시험에서 B.1.1.7에 의한 양성 감염에 대한 AZD1222의 효과는 70%였던 반면에 비 B.1.1.7 계통의 경우 백신 효과는 77%였다[196].

● 베타변이 B.1.351: B.1.351의 K417N 및 E484K 변이는 회복기 환자의 단일클론 항체와 면역 혈청 모두에 의한 이 변이체의 중화에 상당한 영향을 미친다[197, 198]. mRNA-1273 백신을 접종한 인간 또는 비인간 영장류의 혈청에 의한 B.1.351 중화의 현저한 감소가 관찰되었다[193]. mRNA-1273 또는 BNT162b2 수용자의 항체반응 및 메모리 B 세포는 E484K 및

N501Y 변이 또는 K417N, E484K, N501Y 세 가지의 조합을 포함하는 SARS-CoV-2 변이에 의해 감소된 활성을 보였다[199]. 항체 매개 중화에 대한 효과가 백신 매개 보호에 영향을 미치는지 여부가 확실히 밝혀지지는 않았다. 중간 효능 평가 결과는 남아프리카에서 노바백스와 존슨앤드존슨이 수행한 2건의 임상시험에서 보고되었다. NVX-CoV2373는 경증, 중등도 및 중증 COVID-19 예방에서 B.1.351 변이에 대해 49%의 효능을 나타냈으며, HIV 양성자를 분석에서 제외하면 효능이 60%까지 증가하였다[195]. 존슨앤드존슨의 앙상블ENSEMBLE 테스트에서 Ad26.COV2-S 백신은 미국에서 PCR이 확인된 감염에 대해 72%의 효능을 나타냈으나, 이 값은 라틴 아메리카에서 66%, 남아프리카에서 57%로 감소했다[194]. Ad26.COV2-S는 모든 지역에서 COVID-19을 예방하는 데 85%의 효과를 나타냈다[200]. 남아프리카에서 AZD1222를 테스트한 결과, 경증에서 중등도의 B.1.351 유발 COVID-19에 대한 효과를 입증하지 못했다[201].

● 감마변이 P.1: P.1 변이체의 많은 수의 S 단백질 돌연변이를 고려할 때, 항체 매개 효과에서 B.1.351 변이체와 동등하거나 훨씬 더 내성이 있을 것이라고 여

겨지고 있다. 유사 바이러스를 사용한 혈청 중화 분석은 B.1.1.7-스파이크 바이러스와 P.1-스파이크 바이러스에 대한 BNT162b2 유도 항체의 중화활성이 유사함을 나타냈다[202]. 브라질에서 시노백 바이오테크 백신을 사용해 12,508명의 지원자를 대상으로 진행한 시험에서 증후성 감염에 대해 50%의 효능(긴급사용승인 임곗값 바로 위)을 나타냈으며 P.1 변이체에 의한 감염은 확인되지 않았다[203].

● 델타변이 B.1.617.2: BNT162b2로 면역된 개인의 혈청을 사용한 실험에서 B.1.1.7과 비교하여 B.1.617.2에서 중화항체 역가의 감소가 나타났다. 영국에서 BNT162b2 또는 AZD1222를 2회 투여한 후 B.1.617.2 감염 증상에 대한 백신 효과가 각각 88% 또는 67%인 것으로 관찰되었다[204]. 그러나 연구 당시(2021년 4-6월) 중증 사례가 거의 없었기 때문에 중증 질환에 대한 백신의 유효성을 추정할 수 없었다. AZD1222 및 BNT162b2 백신은 스코틀랜드에서 B.1.617.2로 인한 감염 및 입원 위험을 줄이는 데 효과적이었다. B.1.1.7으로 인한 위험에는 상대적으로 효과가 좋지 않았다[205].

# 나가며: 코로나 종식 및 안전 사회 구축을 위하여

백신 접종률이 높아진 현재에도 SARS-CoV-2는 지속적으로 전파되면서 신규 확진자를 발생시키고 있다. 2022년 1월 현시점의 COVID-19 상황은 빈번하게 변이가 나타나고 백신 접종 후에도 중화항체의 효능이 오래 지속되지 않고 있다. 다만 백신에 의해 형성된 중화항체나 메모리 T 세포가 변이 바이러스의 감염을 완전히 차단할 수는 없더라도, 감염 후 증상이 경증 질환에서 멈추는 등 그 효과는 나타나고 있다.

백신 접종 후에도 시간이 지나면서 중화항체 역가가 감소하므로 SARS-CoV-2에 감염될 수 있다. 경증 질환을 겪는 사람의 경우라면, 감염 자체가 자가면역을 발생시켜 백신 추가 접종의 역할을 할 수 있다. 고령자나 면역저하자들은 추가 백신 접종으로 방어면역 효과를 얻는 것이 위험부담이 적을 것이다. 일정 수준의 백신 접종률을 달성, 집단면역 형성을 통해 사회 전반적인 면역을 유지하고 변이 바이러스에 대한 방어면역이 형성되도록 한다면 COVID-19의 위험이 궁극적으로 감기와 비슷한 수준으로 낮아질 수 있으리라 본다. 그리고 백신과 치료제에 대한 활발한 연구가 지속적으로 행해져서 COVID-19의 예방 및 치료율이 보다 높아지고 백신 부작용이 줄어들기를 기대한다.

마지막으로 이 책의 SARS-CoV-2와 COVID-19에 관한 연구 및 의약품 개발 관련 내용이 기반이 되어 향후 유사한 신종 바이러스가 발생하였을 경우에 더욱 신속하고 정확하게 대처할 수 있기를 바란다.

2022년 1월
저 자

## ◎ 참고문헌

## 1. 국내 단행본, 논문

감염병혁신연합(CEPI), 「지금의 절박함. 전염병과 전염병에 대한
　　조류를 돌리기」, CEPI, 2020.

김빛내리, 「[코로나19 과학 리포트 1] IBS가 밝혀낸 코로나19 유전자
　　지도의 의미」, 기초과학연구원, 2020. 4. 29.

김종엽·이관익, 「비대면 의료서비스의 장점 및 필요성」, 대한내
　　과학회지, 95(4), 2020: 217-227.

김주경·정희진, 「신종 코로나바이러스 검사법」, BRIC View 동향
　　리포트, 2020. 4. 14.

김호민, 「[코로나19 과학 리포트 1] '기생충' 같은 코로나바이러스: 증
　　식을 막는 치료 전략」, 기초과학연구원, 2020. 3. 19.

데이비스, 마이크 외 저, 장호종 편, 『코로나19, 자본주의의 모순
　　이 낳은 재난』, 책갈피, 2020.

모리슨, 타일러 J. 저, 홍유진 역, 『코로나19 우리가 알아야 할 사
　　실들』, 열린책들, 2020.

박티, 슈샤리트·카리나 레이스 저, 김현수 역, 『코로나 팬데믹』,
더봄, 2020.

신유원 외, 「코로나19(COVID-19) 전 세계 확산에 따른 주요국 동
향 및 2020년 1/4분기 국내 보건산업 수출 현황과 시사점」,
한국보건산업진흥원 보건산업브리프, 2020. 4. 13.

안광석, 「[코로나19 과학 리포트 2] 코로나19 바이러스 변이체 위협적
인가?」, 기초과학연구원, 2021. 1. 12.

약학정보원 학술정보센터, 「코로나바이러스(coronavirus)의 이해」,
약학정보원 팜리뷰, 2020.

이경상, 『코로나 이후의 미래 19』, 중원문화, 2020.

이상엽 외, 『미래의 귀환』, 한울아카데미, 2020.

한국보건산업진흥원 의료기기산업팀, 「인공지능(AI) 기반 의료기
기 현황 및 이슈」, 1-2, 한국보건산업진흥원 보건산업브리
프 의료기기주요이슈분석, 2018. 12. 31.

한은영, 「[AI TREND WATCH 2020-4회] 인공지능, 코로나19를 만나
다」, 정보통신정책연구원, 2020. 4. 15.

## 2. 국내 기사, 보도자료

강승지, "SK 두 번째 코19 백신 'GBP510'도 국내 임상단계 진입,"

Hitnews, 2020. 12. 31.

강환웅, "코로나19 진단기술 특허출원 꾸준한 증가세," 한의신문, 2021. 5. 10.

김성현, "제대로 알고 쓰자. 코로나 19 진단 키트에 담겨진 기술," 특허법인 BLT 칼럼, 2021. 7. 19.

김수진, "갈 길 먼 '한국 원격의료', 올해는 탄력받나?," Biotimes, 2021. 3. 26.

김윤미, "에스디바이오센서社 코로나19 진단시약 허가," 청년의사, 2020. 11. 12.

김지훈, "코로나 백신 이상반응, 부작용 여부… 통계적 판단 기준 나왔다," 한겨레, 2021. 3. 3.

김진수, "옵티팜 '올해 안에 코로나19 백신 임상'… 곧 '1차 데이터' 확보," 데일리한국, 2020. 7. 29.

김찬혁, "엑세스바이오 '코로나19 홈 테스트 美 긴급사용승인허가'," 청년의사, 2021. 8. 4.

김철중, "코로나가 불붙인 원격의료… 세계는 뛰는데 한국은 잠잠," 조선일보, 2021. 5. 17.

박민주, "식약처, 셀리드 코로나19 백신 임상 변경안 승인," 헬스코리아뉴스, 2021. 7. 24.

박신혜, "쏟아지는 코로나19 진단키트, 더 '빨리' 더 '정확하게'," Yakup.com, 2020. 3. 10.

배진건, "코로나19, 'SARS-CoV2'의 침입 통로 단백질로 유도해 잡는다면," MEDI:GATE NEWS, 2020. 4. 10.

보건복지부, "복지부·질병청, 코로나19 3차 확산에 대응한 맞춤형 피해지원을 위해 약 9,000억 원 투입," 보도자료, 2021. 1. 11.

사이언스타임즈, "변이바이러스 국내감염자 지속적 증가추세," The Science Times, 2021. 6. 23.

서민지, "신속진단키트도 정확도 높아… 전 국민 코로나 항체 검사해야," MEDI:GATE NEWS, 2020. 9. 9. (=2020a)

_____, "美FDA, 셀트리온 코로나19 신속진단 항원키트 긴급사용 승인," 2020. 10. 26. (=2020b)

식품의약품안전처, "코로나19 면역 진단시약 국내 정식 허가," 보도자료, 2020. 11. 11.

신성식 외, "코로나19의 모든 것," 1-12, 중앙일보, 2021. 9. 28.

신지호, "영국·남아공·브라질발 '코로나19 변이' 공통점과 차이점," 데일리메디, 2021. 2. 15.

유진, "[WIKI 인사이드] '코로나19 뿌리를 찾아라' 네이쳐, 코로나 根源 미스터리 추적," 위키리크스한국, 2020. 6. 11.

융복합기술심사국 바이오 헬스케어 심사과, "신종 코로나바이러스도 독감처럼 빨리 진단할 수 없나?," 보도자료, 2020. 2. 12.

이성규, "코로나19의 기원, 갈수록 미스터리," The Science Times,

2021. 7. 2.

이현주, "제넥신, 코19 백신후보 GX-19 1상 결과 발표," Hitnews, 2020. 12. 18.

전종보, "한미약품 '코로나19 자가검사키트 독자 브랜드로 전국 유통'," 헬스조선, 2021. 5. 10.

조양래, "잇따른 코로나19 백신의 부작용 발표… 우리는 mRNA 백신을 선택해도 될까," MEDI:GATE NEWS, 2021. 1. 20.

질병관리청, "코로나19 의료진부터 내달 첫 백신 접종… 3분기 전 국민 1차 접종 완료," 대한민국 정책브리핑 정책뉴스, 2021. 1. 28.

_____, "우리나라에는 어떤 백신이 들어오나요?," 2022. 1. 17. https://ncv.kdca.go.kr/menu.es?mid=a10119000000.

한성주, "질본, 코로나19 진단키트 5종 정보 상세 공개… 정확도 의혹 반박," 쿠키뉴스, 2020. 3. 18.

홍숙, "코로나19 발병패턴 예측부터 치료제 개발에 'AI 납시오'," Hitnews, 2020. 4. 27.

____, "코로나19 백신개발 끝나지 않았다…국내기업 어디쯤?," Hitnews, 2021. 1. 4.

## 3. 해외 논문

Barros-Martins, Joana et al., "Immune responses against SARS-CoV-2 variants after heterologous and homologous ChAdOx1 nCoV-19/BNT162b2 vaccination," *Nature Medicine*, 27, 2021: 1525-1529.

Broughton, James P. et al., "Rapid Detection of 2019 Novel Coronavirus SARS-CoV-2 Using a CRISPR-based DETECTR Lateral Flow Assay," *medRxiv*, March 27, 2020.

Brown, Catherine M. et al., "Outbreak of SARS-CoV-2 Infections, Including COVID-19 Vaccine Breakthrough Infections, Associated with Large Public Gatherings—Barnstable County, Massachusetts, July 2021," *MMWR Morb Mortal Wkly Rep.*, 70(31), 2021: 1059-1062.

Canas, Liane S. et al., "Early detection of COVID-19 in the UK using self-reported symptoms: a large-scale, prospective, epidemiological surveillance study," *THE LANCET Digital Health*, 3(9), 2021: 587-598.

Cha, Hyun-Hwa · Won-Joon Seong, "Coronavirus Disease 2019 and Pregnancy," *Journal of The Korean Society of Maternal and Child Health*, 25(1), 2021: 10-20.

Chen, Nanshan et al., "Epidemiological and clinical characteristics of 99 cases of 2019 novel coronavirus pneumonia in Wuhan, China: a descriptive study," *THE LANCET*, 395(10223), 2020: 507-513.

Choi, Bina et al., "Persistence and Evolution of SARS-CoV-2 in an Immunocompromised Host," *The new england journal of medicine*, 383, 2020: 2291-2293.

Cui, Jie · Fang Li · Zheng-Li Shi, "Origin and evolution of pathogenic coronaviruses," *Nature Reviews Microbiology*, 17, 2019: 181-192.

DeDiego, Marta L. et al., "Pathogenicity of severe acute respiratory coronavirus deletion mutants in hACE-2 transgenic mice," *ELSEVIER Virology*, 376(2), 2008: 379-389.

Edara, Venkata-Viswanadh et al., "Infection and Vaccine-Induced Neutralizing-Antibody Responses to the SARS-CoV-2 B.1.617 Variants," *The new england journal of medicine*, 385, 2021: 664-666.

Guan, Wei-Jie et al., "Clinical Characteristics of Coronavirus Disease 2019 in China," *The new england journal of medicine*, 382, 2020: 1708-1720.

Hoffmann, Markus et al., "SARS-CoV-2 Cell Entry Depends on

ACE2 and TMPRSS2 and Is Blocked by a Clinically Proven Protease Inhibitor," *Cell*, 181(2), 2020: 271-280.

Hu, Ben et al., "Characteristics of SARS-CoV-2 and COVID-19," *Nature Reviews Microbiology*, 19, 2021: 141-154.

Korber, Bette et al., "Tracking Changes in SARS-CoV-2 Spike: Evidence that D614G Increases Infectivity of the COVID-19 Virus," *Cell*, 182(4), 2020: 812-827.

Li, Zhengtu et al., "Development and clinical application of a rapid IgM-IgG combined antibody test for SARS-CoV-2 infection diagnosis," *Journal of Medical Virology*, 92(9), 2020: 1518-1524.

Munnink, Bas B. Oude et al., "Rapid SARS-CoV-2 whole-genome sequencing and analysis for informed public health decision-making in the Netherlands," *Nature Medicine*, 26, 2020: 1405-1410.

Noh, Ji-Yun, "T cell-oriented strategies for controlling the COVID-19 pandemic," *Nature Reviews Immunology*, 21, 2021: 687-688.

Park, Su-Eun, "Epidemiology, virology, and clinical features of severe acute respiratory syndrome -coronavirus-2 (SARS-CoV-2; Coronavirus Disease-19)," *Clinical and Experimental*

*Pediatrics*, 63(4), 2020: 119-124.

Park, Tamina et al., "Spike protein binding prediction with neutralizing antibodies of SARS-CoV-2," *bioRxiv*, February 27, 2020.

Piplani, Sakshi et al., "In silico comparison of SARS-CoV-2 spike protein-ACE2 binding affinities across species and implications for virus origin," *Scientific Reports*, 11, 2021.

Rambaut, Andrew et al., "Preliminary genomic characterisation of an emergent SARS-CoV-2 lineage in the UK defined by a novel set of spike mutations," arambaut, December 20, 2020.

Sheikh, Aziz et al., "SARS-CoV-2 Delta VOC in Scotland: demographics, risk of hospital admission, and vaccine effectiveness," *THE LANCET*, 397(10293), 2021: 2461-2462.

Tegally, Houriiyah et al., "Emergence and rapid spread of a new severe acute respiratory syndrome-related coronavirus 2 (SARS-CoV-2) lineage with multiple spike mutations in South Africa," *medRxiv*, December 22, 2020.

Tregoning, John S. et al., "Progress of the COVID-19 vaccine effort: viruses, vaccines and variants versus efficacy, effectiveness and escape," *Nature Reviews Immunology*, 21, 2021: 626-636.

Twohig, Katherine A. et al., "Hospital admission and emergency care attendance risk for SARS-CoV-2 delta (B.1.617.2) compared with alpha (B.1.1.7) variants of concern: a cohort study," *THE LANCET Infectious Diseases*, August 27, 2021.

Wall, Emma C. et al., "Neutralising antibody activity against SARS-CoV-2 VOCs B.1.617.2 and B.1.351 by BNT162b2 vaccination," *THE LANCET*, 397(10292), 2021: 2331-2333.

Walls, Alexandra C. et al., "Structure, Function, and Antigenicity of the SARS-CoV-2 Spike Glycoprotein," *Cell*, 181(2), 2020: 281-292.

Wang, Dawei et al., "Clinical Characteristics of 138 Hospitalized Patients With 2019 Novel Coronavirus-Infected Pneumonia in Wuhan, China," *The Journal of the American Medical Association*, 323(11), 2020: 1061-1069.

Yadav, Pragya D. et al., "SARS CoV-2 variant B.1.617.1 is highly pathogenic in hamsters than B.1 variant," *bioRxiv*, May 05, 2021.

Yamanaka, Shinya, "山中伸弥による新型コロナウイルス情報発

信," 2021. https://www.covid19-yamanaka.com/cont1/68. html.

Ying, Liu et al., "The reproductive number of COVID-19 is higher compared to SARS coronavirus," *Journal of Travel Medicine*, 27(2), 2020.

Zou, Lirong et al., "SARS-CoV-2 Viral Load in Upper Respiratory Specimens of Infected Patients," *The new england journal of medicine*, 382, 2020: 1177-1179.

## 4. 해외 기사, 보도자료

Allen, Stephanie, "2021 Global Health Care Outlook," Deloitte, 2021.

Bonifield, John, "36 additional states received doses from Moderna vaccine batch under investigation in California," CNN, January 19, 2021.

Grady, Denise · Patricia Mazzei, "Doctor's Death After Covid Vaccine Is Being Investigated," The New York Times, January 12, 2021.

Lassaunière, Ria et al., "Rapid increase of a SARS-CoV-2 variant with multiple spike protein mutations observed in the United Kingdom," ECDC THREAT ASSESSMENT BRIEF, December 20, 2020.

Pathak, Neha, "Coronavirus and COVID-19: What You Should Know," WebMD, October 28, 2021.

Public Health England, "Vaccines highly effective against hospitalisation from Delta variant," GOV.UK, June 14, 2021.

Taraldsen, Lars Erik, "Norway Raises Concern Over Vaccine Jabs for the Elderly," Bloomberg, January 16, 2021.

**5. '6장. 의과학 논문 총설'에 해당하는 참고문헌은 분리하여 아래에 별도 기입하였다. 번호는 본문에 표시된 순서를 따랐으며 학술지명은 약어를 사용하였다.**

1. Hu, B. et al., "Characteristics of SARS-CoV-2 and COVID-19," *Nat. Rev. Microbiol.*, 19(3), 2021: 141-154, doi: 10.1038/s41579-020-00459-7.

2. Cui, J. · F. Li, · Z.-L Shi, "Origin and evolution of pathogenic coronaviruses," *Nat. Rev. Microbiol.*, 17(3),

2019: 181-192, doi: 10.1038/s41579-018-0118-9.

3. Wu, J. T. · K. Leung · G. M. Leung, "Nowcasting and forecasting the potential domestic and international spread of the 2019-nCoV outbreak originating in Wuhan, China: a modelling study," *Lancet*, 395(10225), 2020: 689-697, doi: 10.1016/S0140-6736(20)30260-9.

4. Hui, D. S. et al., "The continuing 2019-nCoV epidemic threat of novel coronaviruses to global health—The latest 2019 novel coronavirus outbreak in Wuhan, China," *Int. J. Infect. Dis.*, 91, 2020: 264-266, doi: 10.1016/j.ijid.2020.01.009.

5. Deng, S.-Q. · H.-J. Peng, "Characteristics of and Public Health Responses to the Coronavirus Disease 2019 Outbreak in China," *J. Clin. Med.*, 9(2), 2020: 575, doi: 10.3390/jcm9020575.

6. Han, Q. et al., "Coronavirus 2019-nCoV: A brief perspective from the front line," *J. Infect.*, 80(4), 2020: 373-377, doi: 10.1016/j.jinf.2020.02.010.

7. Zhu, N. et al., "A Novel Coronavirus from Patients with Pneumonia in China 2019," *N. Engl. J. Med.* 382(8), 2020: 727-733, doi: 10.1056/NEJMoa2001017.

8. Gralinski, L. E. · V. D. Menachery, "Return of the Coronavirus: 2019-nCoV," *Viruses*, 12(2), 2020: 135, doi: 10.3390/v12020135.

9. Wu, F. et al., "A new coronavirus associated with human respiratory disease in China," *Nature*, 579(7798), 2020: 265–269, doi: 10.1038/s41586-020-2008-3.

10. Zhou, P. et al., "A pneumonia outbreak associated with a new coronavirus of probable bat origin," *Nature*, 579(7798), 2020: 270–273, doi: 10.1038/s41586-020-2012-7.

11. Chan, J. F.-W. et al., "A familial cluster of pneumonia associated with the 2019 novel coronavirus indicating person-to-person transmission: a study of a family cluster," *Lancet*, 395(10223), 2020: 514–523, doi: 10.1016/S0140-6736(20)30154-9.

12. Chen, N. et al., "Epidemiological and clinical characteristics of 99 cases of 2019 novel coronavirus pneumonia in Wuhan, China: a descriptive study," *Lancet*, 395(10223), 2020: 507–513, doi: 10.1016/S0140-6736(20)30211-7.

13. Wang, R. et al., "Emergence of SARS-like coronavirus poses new challenge in China," *J. Infect.*, 80(3), 2020: 350–371, doi: 10.1016/j.jinf.2020.01.017.

14. Team, E. E., "Note from the editors: World Health Organization declares novel coronavirus (2019-nCoV) sixth public health emergency of international concern," *Euro Surveill*, 25(5) 200131e, 2020, doi: 10.2807/1560-7917. ES.2020.25.5.200131e.

15. Viruses, C. S. G. of the I. C. on T. of, "The species Severe acute respiratory syndrome-related coronavirus: classifying 2019-nCoV and naming it SARS-CoV-2," *Nat. Microbiol.*, 5(4), 2020: 536-544, doi: 10.1038/s41564-020-0695-z.

16. Fisher, D. · D. Heymann, "Q&A: The novel coronavirus outbreak causing COVID-19," *BMC Med.*, 18(1), 2020: 57, doi: 10.1186/s12916-020-01533-w.

17. Lai, C.-C. et al., "Severe acute respiratory syndrome coronavirus 2 (SARS-CoV-2) and coronavirus disease-2019 (COVID-19): The epidemic and the challenges," *Int. J. Antimicrob. Agents*, 55(3), 2020: 105924, doi: 10.1016/ j.ijantimicag.2020.105924.

18. Deslandes, A. et al., "SARS-CoV-2 was already spreading in France in late December 2019," *Int. J. Antimicrob. Agents*, 55(6), 2020: 106006, doi: 10.1016/j.ijantimicag.2020.106006.

19.  Zhou, H. et al., "A Novel Bat Coronavirus Closely Related to SARS-CoV-2 Contains Natural Insertions at the S1/S2 Cleavage Site of the Spike Protein," *Curr. Biol.*, 30(11), 2020: 2196-2203.e3, doi: 10.1016/j.cub.2020.05.023.

20.  Hu, D. et al., "Genomic characterization and infectivity of a novel SARS-like coronavirus in Chinese bats," *Emerg. Microbes Infect.*, 7(1), 2018: 1-10, doi: 10.1038/s41426-018-0155-5.

21.  Paraskevis, D. et al., "Full-genome evolutionary analysis of the novel corona virus (2019-nCoV) rejects the hypothesis of emergence as a result of a recent recombination event," *Infect. Genet. Evol.*, 79, 2020: 104212, doi: 10.1016/j.meegid.2020.104212.

22.  Lam, T. T.-Y. et al., "Identifying SARS-CoV-2-related coronaviruses in Malayan pangolins," *Nature*, 583(7815), 2020: 282-285, doi: 10.1038/s41586-020-2169-0.

23.  Xiao, K. et al., "Isolation of SARS-CoV-2-related coronavirus from Malayan pangolins," *Nature*, 583(7815), 2020: 286-289, doi: 10.1038/s41586-020-2313-x.

24.  Liu, P. · W. Chen · J.-P. Chen, "Viral Metagenomics Revealed Sendai Virus and Coronavirus Infection of

Malayan Pangolins (Manis javanica)," *Viruses*, 11(11), 2019: 979, doi: 10.3390/v11110979.

25. Shi, J. et al., "Susceptibility of ferrets, cats, dogs, and other domesticated animals to SARS-coronavirus 2," *Science*, 368(6494), 2020: 1016-1020, doi: 10.1126/science.abb7015.

26. Oreshkova, N. et al., "SARS-CoV-2 infection in farmed minks, the Netherlands, April and May 2020," *Euro Surveill.*, 25(23), 2020: 2001005, doi: 10.2807/1560-7917. ES.2020.25.23.2001005.

27. Schaum, N. et al., "Ageing hallmarks exhibit organ-specific temporal signatures," *Nature*, 583(7817), 2020: 596-602, doi: 10.1038/s41586-020-2499-y.

28. Schaum, N. et al., "Ageing hallmarks exhibit organ-specific temporal signatures," *Nature*, 583(7817), 2020: 596-602, doi: 10.1038/s41586-020-2499-y.

29. Hoffmann, M. et al., "SARS-CoV-2 Cell Entry Depends on ACE2 and TMPRSS2 and Is Blocked by a Clinically Proven Protease Inhibitor," *Cell*, 181(2), 2020: 271-280.e8, doi: 10.1016/j.cell.2020.02.052.

30. Gantt, P. A. · P. G. McDonough, "Adolescent dys-menorrhea," *Pediatr. Clin. North Am.*, 28(2), 1981: 389-

395, doi: 10.1016/s0031-3955(16)34004-4.

31. Zhao, X. et al., "Broad and Differential Animal Angiotensin-Converting Enzyme 2 Receptor Usage by SARS-CoV-2," *J. Virol.*, 94(18), 2020, doi: 10.1128/JVI.00940-20.

32. Nishita, T., "[Developmental changes of lactate dehydroge nase isozymes in bovine fetal tissues (author's transl)]," *Nihon Juigaku Zasshi*, 43(5), 1981: 709-713, doi: 10.1292/jvms 1939.43.709.

33. Walls, A. C. et al., "Structure, Function, and Antigenicity of the SARS-CoV-2 Spike Glycoprotein," *Cell*, 181(2), 2020: 281-292.e6, doi: 10.1016/j.cell.2020.02.058.

34. Wan, Y. et al., "Receptor Recognition by the Novel Coronavirus from Wuhan: an Analysis Based on Decade-Long Structural Studies of SARS Coronavirus," *J. Virol.*, 94(7), 2020: e00127-20, doi: 10.1128/JVI.00127-20.

35. Letko, M.·A. Marzi·V. Munster, "Functional assessment of cell entry and receptor usage for SARS-CoV-2 and other lineage B betacoronaviruses," *Nat. Microbiol.*, 5(4), 2020: 562-569, doi: 10.1038/s41564-020-0688-y.

36. Ou, X. et al., "Characterization of spike glycoprotein

of SARS-CoV-2 on virus entry and its immune cross-reactivity with SARS-CoV," *Nat. Commun.*, 11(1), 2020: 1620, doi: 10.1038/s41467-020-15562-9.

37. Shang, J. et al., "Cell entry mechanisms of SARS-CoV-2," *Proc. Natl. Acad. Sci.*, 117(21), 2020: 11727-11734, doi: 10.1073/pnas.2003138117.

38. Sungnak, W. et al., "SARS-CoV-2 entry factors are highly expressed in nasal epithelial cells together with innate immune genes," *Nat. Med.*, 26(5), 2020: 681-687, doi: 10.1038/s41591-020-0868-6.

39. Lukassen, S. et al., "SARS-CoV-2 receptor ACE2 and TMPRSS2 are primarily expressed in bronchial transient secretory cells," *EMBO J.*, 39(10), 2020: e105114, doi: 10.15252/embj.20105114.

40. Huang, C. et al., "Clinical features of patients infected with 2019 novel coronavirus in Wuhan, China," *Lancet*, 395(10223), 2020: 497-506, doi: 10.1016/S0140-6736(20)30183-5.

41. Mehta, P. et al., "COVID-19: consider cytokine storm syndromes and immunosuppression," *Lancet*, 395(10229), 2020: 1033-1034. doi: 10.1016/S0140-6736(20)30628-0.

42. Wu, C. et al., "Risk Factors Associated With Acute Respiratory Distress Syndrome and Death in Patients With Coronavirus Disease 2019 Pneumonia in Wuhan, China," *JAMA Intern. Med.*, 180(7), 2020: 934–943, doi: 10.1001/jamainternmed.2020.0994.

43. Liu, Y. et al., "Association between age and clinical characteristics and outcomes of COVID-19," *Eur. Respir. J.*, 55(5), 2020: 2001112, doi: 10.1183/13993003.01112-2020.

44. Liu, Y. et al. "Association between age and clinical characteristics and outcomes of COVID-19," *Eur. Respir. J.*, 55(5), 2020: 2001112, doi: 10.1183/13993003.01112-2020.

45. Wu, Z. · J. M. McGoogan, "Characteristics of and Important Lessons From the Coronavirus Disease 2019 (COVID-19) Outbreak in China: Summary of a Report of 72 314 Cases From the Chinese Center for Disease Control and Prevention," *JAMA*, 323(13), 2020: 1239–1242, doi: 10.1001/jama.2020.2648.

46. Yao, X. H. et al., "[A pathological report of three COVID-19 cases by minimal invasive autopsies]," *Zhonghua bing li xue za zhi(=Chinese J. Pathol.)*, 49(5), 2020: 411–417, doi: 10.3760/cma.j.cn112151-20200312-00193.

47. Martines, R. B. et al., "Pathology and Pathogenesis of SARS-CoV-2 Associated with Fatal Coronavirus Disease, United States," *Emerg. Infect. Dis.*, 26(9), 2020: 2005-2015, doi: 10.3201/eid2609.202095.

48. Zeng, Z. et al., "Pulmonary pathology of early-phase COVID-19 pneumonia in a patient with a benign lung lesion," *Histopathology*, 77(5), 2020: 823-831, doi: 10.1111/his.14138.

49. Sun, S.-H. et al., "A Mouse Model of SARS-CoV-2 Infection and Pathogenesis," *Cell Host Microbe*, 28(1), 2020: 124-133.e4, doi: 10.1016/j.chom.2020.05.020.

50. Rockx, B. et al., "Comparative pathogenesis of COVID-19, MERS, and SARS in a nonhuman primate model," *Science*, 368(6494), 2020: 1012-1015, doi: 10.1126/science.abb7314.

51. Bao, L. et al., "The pathogenicity of SARS-CoV-2 in hACE2 transgenic mice," *Nature*, 583(7818), 2020: 830-833, doi: 10.1038/s41586-020-2312-y.

52. Jiang, R.-D. et al., "Pathogenesis of SARS-CoV-2 in Transgenic Mice Expressing Human Angiotensin-Converting Enzyme 2," *Cell*, 182(1), 2020: 50-58.e8, doi: 10.1016/j.cell.2020.05.027.

53. Lu, S. et al., "Comparison of nonhuman primates identified the suitable model for COVID-19. Signal Transduct," *Target. Ther.*, 5(1), 2020: 157, doi: 10.1038/s41392-020-00269-6.

54. Speranza, E. et al., "SARS-CoV-2 infection dynamics in lungs of African green monkeys," bioRxiv, August 20, 2020, doi: 10.1101/2020.08.20.258087.

55. Bedford, T. et al., "Cryptic transmission of SARS-CoV-2 in Washington state," *Science*, 370(6516), 2020: 571-575, doi: 10.1126/science.abc0523.

56. Munster, V. J. et al., "Respiratory disease in rhesus macaques inoculated with SARS-CoV-2," *Nature*, 585(7824), 2020: 268-272, doi: 10.1038/s41586-020-2324-7.

57. Yu, P. et al., "Age-related rhesus macaque models of COVID-19. Anim. Model," *Exp. Med.*, 3(1), 2020: 93-97, doi: 10.1002/ame2.12108.

58. Kim, Y.-I. et al., "Infection and rapid transmission of SARS-CoV-2 in ferrets," *Cell Host Microbe*, 27(5), 2020: 704-709.e2. doi: 10.1016/j.chom.2020.03.023.

59. Chan, J. F., "Simulation of the clinical and pathological manifestations of coronavirus disease 2019 (COVID-19)

in golden Syrian hamster model: implications for disease pathogenesis and transmissibility," *Clin. Infect. Dis.*, 71(9), 2020: 2428-2446, doi: 10.1093/cid/ciaa325.

60. Richard, M., "SARS-CoV-2 is transmitted via contact and via the air between ferrets," *Nat. Commun.*, 11(1), 2020: 3496, doi: 10.1038/s41467-020-17367-2.

61. Wu, Z. · J. M. McGoogan, "Characteristics of and important lessons from the coronavirus disease 2019 (COVID-19) outbreak in china: summary of a report of 72314 cases from the Chinese Center for Disease Control and Prevention," *JAMA*, 323(13), 2020: 1239-1242, doi: 10.1001/jama.2020.2648.

62. Wang, D. et al., "Clinical characteristics of 138 hospitalized patients with 2019 novel coronavirus-infected pneumonia in Wuhan, China," *JAMA*, 323(11), 2020: 1061-1069, doi: 10.1001/jama.2020.1585.

63. Guan, W.-J. et al., "Clinical characteristics of coronavirus disease 2019 in China," *N. Engl. J. Med.*, 382, 2020: 1708-1720, doi: 10.1056/NEJMoa2002032.

64. Lu, X. et al., "SARS-CoV-2 infection in children," *N. Engl. J. Med.*, 382, 2020: 1663-1665, doi: 10.1056/

NEJMc2005073.

65. Chen, H. et al., "Clinical characteristics and intrauterine vertical transmission potential of COVID-19 infection in nine pregnant women: a retrospective review of medical records," *Lancet*, 395(10226), 2020: 809-815. doi: 10.1016/S0140-6736(20)30360-3.

66. Vivanti, A. J. et al., "Transplacental transmission of SARS-CoV-2 infection," *Nat. Commun.*, 11(1), 2020: 3572, doi: 10.1038/s41467-020-17436-6.

67. Giacomelli, A. et al., "Self-reported olfactory and taste disorders in SARS-CoV-2 patients: a cross-sectional study," *Clin. Infect. Dis.*, 71(15), 2020: 889-890, doi: 10.1093/cid/ciaa330.

68. Chen, T. et al., "Clinical characteristics of 113 deceased patients with coronavirus disease 2019: retrospective study," *BMJ*, 368, 2020: m1091, doi: 10.1136/bmj.m1091.

69. Yang, X. et al., "Clinical course and outcomes of critically ill patients with SARS-CoV-2 pneumonia in Wuhan, China: a single-centered, retrospective, observational study," *Lancet Respir. Med.*, 8(5), 2020: 475-481, doi: 10.1016/S2213-2600(20)30079-5.

70. Peiris, J. S. et al., "Clinical progression and viral load in a community outbreak of coronavirus-associated SARS pneumonia: a prospective study," *Lancet*, 361(9371), 2003: 1767-72, doi: 10.1016/s0140-6736(03)13412-5.

71. Zou, L. et al., "SARS-CoV-2 viral load in upper respiratory specimens of infected patients," *N. Engl. J. Med.*, 382(12), 2020: 1177-1179, doi: 10.1056/NEJMc2001737.

72. Wölfel, R. et al., "Virological assessment of hospitalized patients with COVID-2019," *Nature*, 581(7809), 2020: 465-469, doi: 10.1038/s41586-020-2196-x.

73. Stadnytskyi, V. et al., "The airborne lifetime of small speech droplets and their potential importance in SARS-CoV-2 transmission," *Proc. Natl Acad. Sci. USA*, 117(22), 2020: 11875-11877, doi: 10.1073/pnas.2006874117.

74. Meselson, M., "Droplets and aerosols in the transmission of SARS-CoV-2," N. *Engl. J. Med.*, 382(21), 2020: 2063, doi: 10.1056/NEJMc2009324.

75. Doremalen, N. et al., "Aerosol and surface stability of SARS-CoV-2 as compared with SARS-CoV-1," *N. Engl. J. Med.*, 382(16), 2020: 1564-1567, doi: 10.1056/NEJMc2004973.

76. Lu, C.-W. · X.-F. Liu · Z.-F. Jia, "2019-nCoV transmission through the ocular surface must not be ignored," *Lancet*, 395(10224), 2020: e39, doi: 10.1016/S0140-6736(20)30313-5.

77. Wu, Y. et al., "Prolonged presence of SARS-CoV-2 viral RNA in faecal samples," *Lancet Gastroenterol. Hepatol*, 5(5), 2020: 434-435, doi: 10.1016/S2468-1253(20)30083-2.

78. Kampf, G. et al., "Persistence of coronaviruses on inanimate surfaces and their inactivation with biocidal agents," *J. Hosp. Infect.*, 104(3), 2020: 246-251, doi: 10.1016/j.jhin.2020.01.022.

79. Bordi, L. et al., "Differential diagnosis of illness in patients under investigation for the novel coronavirus (SARS-CoV-2), Italy, February 2020," *Euro Surveill.*, 25(8), 2020: 2000170, doi: 10.2807/1560-7917.ES.2020.25.8.2000170.

80. Chan, J. F. et al., "Improved molecular diagnosis of COVID-19 by the Novel, highly sensitive and specific COVID-19-RdRp/Hel real-time reverse transcription-PCR assay validated in vitro and with clinical specimens," *J. Clin. Microbiol.*, 58(5), 2020: e00310-20, doi: 10.1128/JCM.00310-20.

81. Corman, V. M. et al., "Detection of 2019 novel coronavirus

(2019-nCoV) by real-time RT-PCR," *Euro Surveill.*, 25(3), 2020: 2000045, doi: 10.2807/1560-7917.ES. 2020.25.3.2000045.

82.    Konrad, R. et al., "Rapid establishment of laboratory diagnostics for the novel coronavirus SARS-CoV-2 in Bavaria, Germany, February 2020," *Euro Surveill.*, 25(9), 2020: 2000173, doi: 10.2807/1560-7917.ES.2020. 25.9.2000173.

83.    Lu, R. et al., "Correction to: Development of a Novel Reverse Transcription Loop-Mediated Isothermal Amplification Method for Rapid Detection of SARS-CoV-2 Development of a novel reverse transcription loop-mediated isothermal amplification method for rapid detection of SARS-CoV-2," *Virol. Sin.*, 35(4), 2020: 499, doi: 10.1007/s12250-020-00223-4.

84.    Cordes, A. K. · A. Heim, "Rapid random access detection of the novel SARS-coronavirus-2 (SARS-CoV-2, previously 2019-nCoV) using an open access protocol for the panther fusion," *J. Clin. Virol.*, 125, 2020: 104305, doi: 10.1016/ j.jcv.2020.104305.

85.    Pan, Y. et al., "Viral load of SARS-CoV-2 in clinical

samples," *Lancet Infect. Dis.*, 20(4), 2020: 411–412, doi: 10.1016/S1473-3099(20)30113-4.

86. To, K. K. et al., "Consistent detection of 2019 novel coronavirus in saliva," *Clin. Infect.* Dis., 71(15), 2020: 841–843, doi: 10.1093/cid/ciaa149.

87. Wang, W. et al., "Detection of SARS-CoV-2 in different types of clinical specimens," *JAMA*, 323(18), 2020: 1843–1844, doi: 10.1001/jama.2020.3786.

88. Han, H. et al., "SARS-CoV-2 RNA more readily detected in induced sputum than in throat swabs of convalescent COVID-19 patients," *Lancet Infect. Dis.*, 20(6), 2020: 655–656, doi: 10.1016/S1473-3099(20)30174-2.

89. Zhang, W. et al., "Molecular and serological investigation of 2019-nCoV infected patients: implication of multiple shedding routes," *Emerg. Microbes Infect.*, 9(1), 2020: 386–389, doi: 10.1080/22221751.2020.1729071.

90. Xie, X. et al., "Chest CT for typical 2019-nCoV pneumonia: relationship to negative RT-PCR testing," *Radiology*, 296(2), 2020: E41–E45, doi: 10.1148/radiol.2020200343.

91. Kanne, J. P., "Chest CT Findings in 2019 novel coronavirus

(2019-nCoV) infections from Wuhan, China: key points for the radiologist," *Radiology*, 295(1), 2020: 16-17, doi: 10.1148/radiol.2020200241.

92. Guo, L. et al., "Profiling early humoral response to diagnose novel coronavirus disease (COVID-19)," Clin. Infect. Dis., 71(15), 2020: 778-785. doi: 10.1093/cid/ciaa310.

93. To, K. K. et al., "Temporal profiles of viral load in posterior oropharyngeal saliva samples and serum antibody responses during infection by SARS-CoV-2: an observational cohort study," *Lancet Infect. Dis.*, 20(5), 2020: 565-574, doi: 10.1016/S1473-3099(20)30196-1.

94. Wang, X. et al., "The anti-influenza virus drug, arbidol is an efficient inhibitor of SARS-CoV-2 in vitro," *Cell Discov.*, 6, 2020: 28, doi: 10.1038/s41421-020-0169-8.

95. Zhu, Z. et al., "Arbidol monotherapy is superior to lopinavir/ritonavir in treating COVID-19," *J. Infect.*, 81(1), 2020: e21-e23, doi: 10.1016/j.jinf.2020.03.060.

96. Li, Y. et al., "Efficacy and safety of lopinavir/ritonavir or arbidol in adult patients with mild/moderate COVID-19: an exploratory randomized controlled trial," *Med*, 1(1), 2020: 105-113.e4, doi: 10.1016/j.medj.2020.04.001.

97. Lian, N. et al., "Umifenovir treatment is not associated with improved outcomes in patients with coronavirus disease 2019: a retrospective study," *Clin. Microbiol. Infect.*, 26(7), 2020: 917-921, doi: 10.1016/j.cmi.2020.04.026.

98. Kawase, M. et al., "Simultaneous treatment of human bronchial epithelial cells with serine and cysteine protease inhibitors prevents severe acute respiratory syndrome coronavirus entry," *J. Virol.*, 86(12), 2012: 6537-45, doi: 10.1128/JVI.00094-12.

99. Zhou, Y. et al., "Protease inhibitors targeting coronavirus and filovirus entry," *Antivir. Res.*, 116, 2015: 76-84, doi: 10.1016/j.antiviral.2015.01.011.

100. Kevadiya, B. D. et al., "Diagnostics for SARS-CoV-2 infections," *Nat. Mater.*, 20, 2021: 593-605, doi: 10.1038/s41563-020-00906-z.

101. Liu, R. et al., "Positive rate of RT-PCR detection of SARS-CoV-2 infection in 4880 cases from one hospital in Wuhan, China, from Jan to Feb 2020," *Clin. Chim. Acta*, 505, 2020: 172-175, doi: 10.1016/j.cca.2020.03.009.

102. Research Use Only 2019-Novel Coronavirus (2019-nCoV) Real-time RT-PCR Primers and Probes (Centers for

Disease Control and Prevention, 2020); https://www.cdc.gov/coronavirus/2019-ncov/lab/rt-pcr-panel-primer-probes.html.

103. Pan, Y. et al., "Serological immunochromatographic approach in diagnosis with SARS-CoV-2 infected COVID-19 patients," *J. Infect.*, 81(1), 2020: e28-e32, doi: 10.1016/j.jinf.2020.03.051.

104. Machhi, J. et al., "The natural history, pathobiology, and clinical manifestations of SARS-CoV-2 infections," *J. Neuroimmune Pharmacol.*, 15(3), 2020: 359-386, doi: 10.1007/s11481-020-09944-5.

105. Wang, B. et al., "Does comorbidity increase the risk of patients with COVID-19: evidence from meta-analysis," *Aging* (Albany. NY), 12(7), 2020: 6049-6057, doi: 10.18632/aging.103000.

106. Yongchen, Z. et al., "Different longitudinal patterns of nucleic acid and serology testing results based on disease severity of COVID-19 patients," *Emerg. Microbes Infect.*, 9(1), 2020: 833-836, doi: 10.1080/22221751.2020.1756699.

107. Wang, W. et al., "Detection of SARS-CoV-2 in different types of clinical specimens," *JAMA*, 323(18), 2020: 1843-

1844, doi: 10.1001/jama.2020.3786.

108. Huang, C. et al., "Rapid detection of IgM antibodies against the SARS-CoV-2 virus via colloidal gold nanoparticle-based lateral-flow assay," *ACS Omega*, 5(21), 2020: 12550-12556, doi: 10.1021/acsomega.0c01554.

109. Bullard, J. et al., "Predicting infectious severe acute respiratory syndrome coronavirus 2 from diagnostic samples," *Clin. Infect. Dis.*, 71(10), 2020: 2663-2666, doi: 10.1093/cid/ciaa638.

110. Udugama, B. et al., "Diagnosing COVID-19: the disease and tools for detection," *ACS Nano*, 14(4), 2020: 3822-3835, doi: 10.1021/acsnano.0c02624.

111. Shen, Z. et al., "Genomic diversity of severe acute respiratory syndrome-coronavirus 2 in patients with coronavirus disease 2019," *Clin. Infect. Dis.*, 71(15), 2020: 713-720, doi: 10.1093/cid/ciaa203.

112. Zhu, X. et al., "Multiplex reverse transcription loop-mediated isothermal amplification combined with nanoparticle-based lateral flow biosensor for the diagnosis of COVID-19," *Biosens. Bioelectron.*, 166, 2020: 112437, doi: 10.1016/j.bios.2020.112437.

113. Corman, V. M. et al., "Detection of 2019 novel coronavirus (2019-nCoV) by real-time RT-PCR," *Euro Surveill.*, 25(3), 2020: 2000045, doi: 10.2807/1560-7917. ES.2020.25.3.2000045.

114. Eigner, U. et al., "Clinical evaluation of multiplex RT-PCR assays for the detection of influenza A/B and respiratory syncytial virus using a high throughput system," *J. Virol. Methods*, 269, 2019: 49-54, doi: 10.1016/j.jviromet.2019.03.015.

115. Zhang, W. et al., "Molecular and serological investigation of 2019-nCoV infected patients: implication of multiple shedding routes," *Emerg. Microbes Infect.*, 9(1), 2020: 386-389, doi: 10.1080/22221751.2020.1729071.

116. Zhu, X. et al., "Multiplex reverse transcription loop-mediated isothermal amplification combined with nanoparticle-based lateral flow biosensor for the diagnosis of COVID-19," *Biosens. Bioelectron.*, 166, 2020: 112437, doi: 10.1016/j.bios.2020.112437.

117. Augustine, R. et al., "Loop-Mediated Isothermal Amplification (LAMP): A rapid, sensitive, specific, and cost-effective point-of-care test for coronaviruses in the context

of COVID-19 pandemic," *Biol.*, 9(8), 2020: 182, doi: 10.3390/biology9080182.

118. Chacón-Torres, J. C. et al., "Optimized and scalable synthesis of magnetic nanoparticles for RNA extraction in response to developing countries' needs for the detection and control of SARS-CoV-2," *Sci. Rep.*, 10, 2020: 19004, doi: 10.1038/s41598-020-75798-9.

119. Farzin, L. et al., "HIV biosensors for early diagnosis of infection: The intertwine of nanotechnology with sensing strategies," *Talanta*, 206, 2020: 120201, doi: 10.1016/j.talanta.2019.120201.

120. Talebian, S. et al., "Nanotechnology-based disinfectants and sensors for SARS-CoV-2," *Nat. Nanotechnol.*, 15(8), 2020: 618-621, doi: 10.1038/s41565-020-0751-0.

121. Seo, G. et al., "Rapid detection of COVID-19 causative virus (SARS-CoV-2) in human nasopharyngeal swab specimens using field-effect transistor-based biosensor," *ACS Nano*, 14(4), 2020: 5135-5142, doi: 10.1021/acsnano.0c02823.

122. Tymm, C. et al., "Scalable COVID-19 detection enabled by lab-on-chip biosensors," *Cell Mol. Bioeng.*, 13(4), 2020:

1-17, doi: 10.1007/s12195-020-00642-z.

123. Ahmadivand, A. et al., "Functionalized terahertz plasmonic metasensors: Femtomolar-level detection of SARS-CoV-2 spike proteins," *Biosens. Bioelectron.*, 177, 2021: 112971, doi: 10.1016/j.bios.2021.112971.

124. Huang, L. et al., "One-step rapid quantification of SARS-CoV-2 virus particles via low-cost nanoplasmonic sensors in generic microplate reader and point-of-care device," *Biosens. Bioelectron.*, 171, 2020: 112685, doi: 10.1016/j.bios.2020.112685.

125. Yanik, A. A. et al., "An optofluidic nanoplasmonic biosensor for direct detection of live viruses from biological media," *Nano Lett.*, 10(12), 2010: 4962-9, doi: 10.1021/nl103025u.

126. Soler, M. et al., "Multiplexed nanoplasmonic biosensor for one-step simultaneous detection of Chlamydia trachomatis and Neisseria gonorrhoeae in urine," *Biosens. Bioelectron.*, 94, 2017: 560-567, doi: 10.1016/j.bios.2017.03.047.

127. Dang, T. et al., "Protein binding kinetics quantification via coupled plasmonic-photonic resonance nanosensors in generic microplate reader," *Biosens. Bioelectron.*, 142, 2019: 111494, doi: 10.1016/j.bios.2019.111494.

128. Shan, B. et al., "Multiplexed nanomaterial-based sensor array for detection of COVID-19 in exhaled breath," ACS Nano, 14(9), 2020: 12125-12132, doi: 10.1021/acsnano.0c05657.

129. Hou, H. et al., "Detection of IgM and IgG antibodies in patients with coronavirus disease 2019," *Clin. Transl. Immunol.*, 9(5), 2020: e01136, doi: 10.1002/cti2.1136.

130. Padoan, A. et al., "IgA-Ab response to spike glycoprotein of SARS-CoV-2 in patients with COVID-19: a longitudinal study," *Clin. Chim. Acta*, 507, 2020: 164-166, doi: 10.1016/j.cca.2020.04.026.

131. Long, Q. X. et al., "Antibody responses to SARS-CoV-2 in patients with COVID-19," *Nat. Med.*, 26(6), 2020: 845-848, doi: 10.1038/s41591-020-0897-1.

132. Varadhachary, A. et al., "Salivary anti-SARS-CoV-2 IgA as an accessible biomarker of mucosal immunity against COVID-19," Preprint at *medRxiv*, 2020, doi: 10.1101/2020.08.07.20170258.

133. Pisanic, N. et al., "COVID-19 serology at population scale: SARS-CoV-2-specific antibody responses in saliva," *J. Clin. Microbiol.*, 59(1), 2020: e02204-20, doi: 10.1128/

JCM.02204-20.

134. Wolters, F. et al., "Multi-center evaluation of Cepheid Xpert® Xpress SARS-CoV-2 point-of-care test during the SARS-CoV-2 pandemic," *J. Clin. Virol.*, 128, 2020: 104426, doi: 10.1016/j.jcv.2020.104426.

135. EUA Authorized Serology Test Performance (US Food and Drug Administration, 2020); https://www.fda.gov/medical-devices/coronavirus-disease-2019-covid-19-emergency-use-authorizations-medical-devices/eua-authorized-serology-test-performance.

136. Kohmer, N. et al., "Brief clinical evaluation of six high-throughput SARS-CoV-2 IgG antibody assays," *J. Clin. Virol.*, 129, 2020: 104480, doi: 10.1016/j.jcv.2020.104480.

137. Advice on the Use of Point-of-Care Immunodiagnostic Tests for COVID-19 (World Health Organization, 2020); https://www.who.int/docs/default-source/coronaviruse/sb-2020-1-poc-immunodiagnostics-2020-04-08-e.pdf?sfvrsn=4c26ac39_2.

138. Abbott launches COVID-19 antibody test. Abbott (27 April 2020); https://www.abbott.com/corpnewsroom/product-and-innovation/abbott-launches-covid-19-antibody-test.

html.

139. Long, Q.-X. et al., "Clinical and immunological assessment of asymptomatic SARS-CoV-2 infections," Nat. Med., 26(8), 2020: 1200-1204, doi: 10.1038/s41591-020-0965-6.

140. Pfaffe, T. et al., "Diagnostic potential of saliva: current state and future applications," *Clin. Chem.*, 57(5), 2011: 675-87, doi: 10.1373/clinchem.2010.153767.

141. Loeffelholz, M. J. · Y.-W. Tang, "Laboratory diagnosis of emerging human coronavirus infections—the state of the art," *Emerg. Microbes Infect.*, 9(1), 2020: 747-756, doi: 10.1080/22221751.2020.1745095.

142. Punyadeera, C. et al., "One-step homogeneous C-reactive protein assay for saliva," *J. Immunol. Methods*, 373(1-2), 2011: 19-25, doi: 10.1016/j.jim.2011.07.013.

143. Verma, D. · P. K. Garg · A. K. Dubey, "Insights into the human oral microbiome," *Arch. Microbiol.*, 200(4), 2018: 525-540, doi: 10.1007/s00203-018-1505-3.

144. Azzi, L. et al., "Saliva is a reliable tool to detect SARS-CoV-2," *J. Infect.*, 81(1), 2020: e45-e50, doi: 10.1016/j.jinf.2020.04.005.

145. Wyllie, A. L. et al., "Saliva is more sensitive for SARS-

CoV-2 detection in COVID-19 patients than naso-pharyngeal swabs," *N. Engl. J. Med.*, 383, 2020: 1283-1286, doi: 10.1056/NEJMc2016359.

146. Xiao, F. et al., "Infectious SARS-CoV-2 in Feces of Patient with Severe COVID-19," *Emerg. Infect. Dis.*, 26(8), 2020: 1920-1922, doi: 10.3201/eid2608.200681.

147. Nobel, Y. R. et al., "Gastrointestinal symptoms and COVID-19: case-control study from the United States," *Gastroenterology*, 159(1), 2020: 373-375.e2, doi: 10.1053/j.gastro.2020.04.017.

148. Novel coronavirus (SARS-CoV-2): Discharge Criteria for Confirmed COVID-19 Cases-When is it Safe to Discharge COVID-19 Cases from the Hospital or End Home Isolation? (European Centre for Disease Prevention and Control, 2020); https://www.ecdc.europa.eu/sites/default/files/documents/COVID-19-Discharge-criteria.pdf.

149. Dennis, B., An early warning system for coronavirus infections could be found in your toilet. The Washington Post (1 May 2020); https://www.washingtonpost.com/climate-environment/2020/05/01/coronavirus-sewage-wastewater/.

150. Hosseiny, M. et al., "Radiology perspective of coronavirus disease 2019 (COVID-19): lessons from severe acute respiratory syndrome and Middle East respiratory syndrome," *Am. J. Roentgenol.*, 214(5), 2020: 1078–1082, doi: 10.2214/AJR.20.22969.

151. Ai, T. et al., "Correlation of chest CT and RT-PCR testing in coronavirus disease 2019 (COVID-19) in China: a report of 1014 cases," *Radiology*, 296(2), 2020: E32–E40, doi: 10.1148/radiol.2020200642.

152. Wong, H. Y. F. et al., "Frequency and distribution of chest radiographic findings in patients positive for COVID-19," *Radiology*, 296(2), 2020: E72–E78, doi: 10.1148/radiol. 2020201160.

153. Dennie, C. et al., "Canadian Association of Thoracic Radiology/Canadian Association of Radiologists consensus statement regarding chest imaging in suspected and confirmed COVID-19," *Can. Assoc. Radiol. J.*, 71(4), 2020: 470–481, doi: 10.1177/0846537120924606.

154. Wang, Y. et al., "Temporal changes of CT findings in 90 patients with COVID-19 pneumonia: a longitudinal study," *Radiology*, 296(2), 2020: E55–E64, doi: 10.1148/

radiol.2020200843.

155. Zhou, Z. et al., "Coronavirus disease 2019: initial chest CT findings," *Eur. Radiol.*, 30(8), 2020: 4398-4406, doi: 10.1007/s00330-020-06816-7.

156. Bernheim, A. et al., "Chest CT findings in coronavirus disease-19 (COVID-19): relationship to duration of infection," *Radiology*, 295(3), 2020: 200463, doi: 10.1148/radiol.2020200463.

157. Zhou, Z. et al., "Coronavirus disease 2019: initial chest CT findings," *Eur. Radiol.*, 30(8), 2020: 4398-4406, doi: 10.1007/s00330-020-06816-7.

158. Shi, H. et al., "Radiological findings from 81 patients with COVID-19 pneumonia in Wuhan, China: a descriptive study," *Lancet Infect. Dis.*, 20(4), 2020: 425-434, doi: 10.1016/S1473-3099(20)30086-4.

159. Poggiali, E. et al., "Can lung US help critical care clinicians in the early diagnosis of novel coronavirus (COVID-19) pneumonia?," *Radiology*, 295(3), 2020: E6, doi: 10.1148/radiol.2020200847.

160. Xu, Y. et al., "Current approach in laboratory testing for SARS-CoV-2," *Int. J. Infect. Dis.*, 100, 2020: 7-9, doi:

10.1016/j.ijid.2020.08.041.

161. Abduljalil, J. M., "Laboratory diagnosis of SARS-CoV-2: available approaches and limitations," *New Microbes New Infect.*, 36, 2020: 100713, doi: 10.1016/j.nmni.2020.100713.

162. Infantino, M. et al., "Serological assays for SARS-CoV-2 infectious disease: benefits, limitations and perspectives," *Isr. Med. Assoc. J.*, 22(4), 2020: 203-210.

163. Tregoning, J. S. et al., "Progress of the COVID-19 vaccine effort: viruses, vaccines and variants versus efficacy, effectiveness and escape," *Nat. Rev. Immunol.*, 21(10), 2021: 626-636, doi: 10.1038/s41577-021-00592-1.

164. Polack, F. P. et al., "Safety and efficacy of the BNT162b2 mRNA Covid-19 vaccine," *N. Engl. J. Med.*, 383(27), 2020: 2603-2615, doi: 10.1056/NEJMoa2034577.

165. Baden, L. R. et al., "Efficacy and safety of the mRNA-1273 SARS-CoV-2 vaccine," *N. Engl. J. Med.*, 384(5), 2021: 403-416, doi: 10.1056/NEJMoa2035389.

166. Voysey, M. et al., "Single-dose administration and the influence of the timing of the booster dose on immunogenicity and efficacy of ChAdOx1 nCoV-19

(AZD1222) vaccine: a pooled analysis of four randomised trials," *Lancet*, 397(10277), 2021: 881-891, doi: 10.1016/S0140-6736(21)00432-3.

167. National Institutes of Health, Janssen investigational COVID-19 vaccine: interim analysis of phase 3 clinical data released. (2021); https://www.nih.gov/news-events/news-releases/janssen-investigational-covid-19-vaccine-interim-analysis-phase-3-clinical-data-released.

168. Logunov, D. Y. et al., "Safety and efficacy of an rAd26 and rAd5 vector-based heterologous prime-boost COVID-19 vaccine: an interim analysis of a randomised controlled phase 3 trial in Russia," *Lancet*, 397(10275), 2021: 671-681, doi: 10.1016/S0140-6736(21)00234-8.

169. Kim, J. H. · F. Marks · J. D. Clemens, "Looking beyond COVID-19 vaccine phase 3 trials," *Nat. Med.*, 27(2), 2021: 205-211, doi: 10.1038/s41591-021-01230-y.

170. Novavax, Novavax COVID-19 vaccine demonstrates 89.3% efficacy in UK phase 3 trial | Novavax Inc. - IR site. (2021); https://ir.novavax.com/news-releases/news-release-details/novavax-covid-19-vaccine-demonstrates-893-efficacy-uk-phase-3.

171. Bharat Biotech, Bharat biotech announces phase 3 results of COVAXIN®: India's first COVID-19 vaccine demonstrates interim clinical efficacy of 81%. (2021); https://www.bharatbiotech.com/images/press/covaxin-phase3-efficacy-results.pdf.

172. IAVI, IAVI and Merck discontinue development of V590 – IAVI. (2021); https://www.iavi.org/news-resources/press-releases/2021/merck-and-iavi-discontinue-development-of-covid-19-vaccine-candidate-v590.

173. CSL, Update on the University of Queensland COVID-19 vaccine. (2020); https://www.csl.com/news/2020/20201211-update-on-the-university-of-queensland-covid-19-vaccine.

174. The University of Queensland, Molecular clamp vaccines: lessons from a setback. (2021); https://www.nature.com/articles/d42473-020-00504-2?source=globalbiodefense.

175. Dolgin, E., "CureVac COVID vaccine let-down spotlights mRNA design challenges," *Nature*, 594(7864), 2021: 483, doi: 10.1038/d41586-021-01661-0.

176. GSK, Sanofi and GSK announce a delay in their adjuvanted recombinant protein-based COVID-19

vaccine programme to improve immune response in the elderly. (2020); https://www.gsk.com/en-gb/media/press-releases/sanofi-and-gsk-announce-a-delay-in-their-adjuvanted-recombinant-protein-based-covid-19-vaccine-programme-to-improve-immune-response-in-the-elderly/.

177. McDonald, I. et al., "Comparative systematic review and meta-analysis of reactogenicity, immunogenicity and efficacy of vaccines against SARS-CoV-2," *NPJ Vaccines*, 2021, 6(1): 74, doi: 10.1038/s41541-021-00336-1.

178. Earle, K. A. et al., "Evidence for antibody as a protective correlate for COVID-19 vaccines," Vaccine, 39(32), 2021: 4423-4428, doi: 10.1016/j.vaccine.2021.05.063.

179. Public Health England, Public Health England vaccine effectiveness report. (2021); https://assets.publishing.service.gov.uk/government/uploads/system/uploads/attachment_data/file/989360/PHE_COVID-19_vaccine_effectiveness_report_March_2021_v2.pdf.

180. Bernal, J. L. et al., "Effectiveness of the Pfizer-BioNTech and Oxford-AstraZeneca vaccines on covid-19 related symptoms, hospital admissions, and mortality in older

adults in England: test negative case-control study," *BMJ*, 373, 2021: n1088, doi: 10.1136/bmj.n1088.

181. Wei, J. et al., "The impact of SARS-CoV-2 vaccines on antibody responses in the general population in the United Kingdom," Preprint at *medRxiv*, 2021, doi: 10.1101/2021.04.22.21255911.

182. Vasileiou, E. et al., "Interim findings from first-dose mass COVID-19 vaccination roll-out and COVID-19 hospital admissions in Scotland: a national prospective cohort study," Lancet, 397(10285), 2021: 1646-1657, doi: 10.1016/S0140-6736(21)00677-2.

183. Parry, H. et al., "Extended interval BNT162b2 vaccination enhances peak antibody generation in older people," Preprint at *medRxiv*, 2021, doi: 10.1101/2021.05.15.21257017.

184. Levine-Tiefenbrun, M. et al., "Initial report of decreased SARS-CoV-2 viral load after inoculation with the BNT162b2 vaccine," *Nat. Med.*, 27(5), 2021: 790-792, doi: 10.1038/s41591-021-01316-7.

185. Shilo, S. · H. Rossman · E. Segal, "Signals of hope: gauging the impact of a rapid national vaccination campaign," *Nat. Rev. Immunol.*, 21(4), 2021: 198-199, doi: 10.1038/

s41577-021-00531-0.

186. Bouton, T. C. et al., "COVID-19 vaccine impact on rates of SARS-CoV-2 cases and post vaccination strain sequences among healthcare workers at an urban academic medical center: a prospective cohort study," Preprint at *medRxiv*, 2021, doi: 10.1101/2021.03.30.21254655.

187. Thompson, M. G. et al., "Interim estimates of vaccine effectiveness of BNT162b2 and mRNA-1273 COVID-19 vaccines in preventing SARS-CoV-2 infection among health care personnel, first responders, and other essential and frontline workers—eight U.S. locations, December 2020-March 2021," *MMWR*, 70(13), 2021: 495-500, doi: 10.15585/mmwr.mm7013e3.

188. Tenforde, M. W. et al., "Effectiveness of Pfizer-BioNTech and Moderna vaccines against COVID-19 among hospitalized adults aged ≥65 years—United States, January-March 2021," *MMWR*, 70(18), 2021: 674-679, doi: 10.15585/mmwr.mm7018e1.

189. Swift, M. D. et al., "Effectiveness of mRNA COVID-19 vaccines against SARS-CoV-2 infection in a cohort of healthcare personnel," *Clin. Infect. Dis.*, 73(6), 2021:

e1376–e1379, doi: 10.1093/cid/ciab361.

190. Jara, A. et al., "Effectiveness of an inactivated SARS-CoV-2 vaccine in Chile," *N. Engl. J. Med.*, 385(10), 2021: 875–884, doi: 10.1056/NEJMoa2107715.

191. World Health Organization, Tracking SARS-CoV-2 variants. (2021); https://www.who.int/en/activities/tracking-SARS-CoV-2-variants/.

192. Xie, X. et al., "Neutralization of SARS-CoV-2 spike 69/70 deletion, E484K and N501Y variants by BNT162b2 vaccine-elicited sera," *Nat. Med.*, 27(4), 2021: 620–621, doi: 10.1038/s41591-021-01270-4.

193. Wu, K. et al., "mRNA-1273 vaccine induces neutralizing antibodies against spike mutants from global SARS-CoV-2 variants," Preprint at *bioRxiv*, 2021, doi: 10.1101/2021.01.25.427948.

194. Sadoff, J. et al., "Safety and efficacy of single-dose Ad26.COV2.S vaccine against Covid-19," *N. Engl. J. Med.*, 384(23), 2021: 2187–2201, doi: 10.1056/NEJMoa2101544.

195. Callaway, E. · S. Mallapaty, "Novavax offers first evidence that COVID vaccines protect people against variants," *Nature*, 590(7844), 2021: 17, doi: 10.1038/d41586-021-

00268-9.

196. Emary, K. R. W. et al., "Efficacy of ChAdOx1 nCoV-19 (AZD1222) vaccine against SARS-CoV-2 variant of concern 202012/01 (B.1.1.7): an exploratory analysis of a randomised controlled trial," *Lancet*, 397(10282), 2021: 1351-1362, doi: 10.1016/S0140-6736(21)00628-0.

197. Wang, Z. et al., "mRNA vaccine-elicited antibodies to SARS-CoV-2 and circulating variants," Nature 592(7855), 2021: 616-622, doi: 10.1038/s41586-021-03324-6.

198. Wang, P. et al., "Antibody resistance of SARS-CoV-2 Variants B.1.351 and B.1.1.7," *Nature*, 593(7857), 2021: 130-135, doi: 10.1038/s41586-021-03398-2.

199. Wibmer, C. K. et al., "SARS-CoV-2 501Y.V2 escapes neutralization by South African COVID-19 donor plasma," *Nat. Med.*, 27(4), 2021: 622-625, doi: 10.1038/s41591-021-01285-x.

200. Ledford, H., "J&J's one-shot COVID vaccine offers hope for faster protection," *Nature*, 2021, doi: 10.1038/d41586-021-00119-7.

201. Voysey, M. et al., "Safety and efficacy of the ChAdOx1 nCoV-19 vaccine (AZD1222) against SARS-CoV-2: an

interim analysis of four randomised controlled trials in Brazil, South Africa, and the UK," *Lancet*, 397(10269), 2021: 99-111, doi: 10.1016/S0140-6736(20)32661-1.

202. Liu, Y. et al., "Neutralizing activity of BNT162b2-elicited serum," *N. Engl. J. Med.*, 384(15), 2021: 1466-1468, doi: 10.1056/nejmc2102017.

203. Mallapaty, S., "China COVID vaccine reports mixed results —what does that mean for the pandemic?," *Nature*, 2021, doi: 10.1038/d41586-021-00094-z.

204. Wall, E. C. et al., "Neutralising antibody activity against SARS-CoV-2 VOCs B.1.617.2 and B.1.351 by BNT162b2 vaccination," *Lancet*, 397(10292), 2021: 2331-2333, doi: 10.1016/S0140-6736(21)01290-3.

205. Sheikh, A. et al., "SARS-CoV-2 Delta VOC in Scotland: demographics, risk of hospital admission, and vaccine effectiveness," *Lancet*, 397(10293), 2021: 2461-2462, doi: 10.1016/S0140-6736(21)01358-1.